黄 欣 编著

实用重症护理临床实践

SHIYONG ZHONGZHENG HULI LINCHUANG SHIJIAN

U0253776

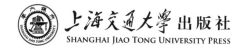

上海交通大学出版社

SHANGHAI JIAO TONG UNIVERSITY PRESS

内容提要

本书以重症专科护理理论知识与临床实际应用相结合为原则，在充分汲取现代护理学最新成果的基础上，系统地介绍重症常用护理操作技术规范的同时，重点围绕临床常见重症的病因、临床表现、治疗与护理措施进行了详细地阐述。全书表述简明扼要、浅显易懂、内容重点突出，整体上体现重症护理的实用性、严谨性、系统性，指导性强，可帮助各基层临床护理人员、护理进修人员、医学院学生解决在实际操作中经常遇到的问题，并提供规范的、专业的理论指导。

图书在版编目（CIP）数据

实用重症护理临床实践 / 黄欣编著. --上海 ： 上海交通大学出版社，2023.12
ISBN 978-7-313-29716-7

Ⅰ．①实… Ⅱ．①黄… Ⅲ．①险症－护理学 Ⅳ.
①R459.7

中国国家版本馆CIP数据核字（2023）第202302号

实用重症护理临床实践
SHIYONG ZHONGZHENG HULI LINCHUANG SHIJIAN

编　　著：黄　欣
出版发行：上海交通大学出版社　　　　　地　　址：上海市番禺路951号
邮政编码：200030　　　　　　　　　　　电　　话：021-64071208
印　　制：广东虎彩云印刷有限公司
开　　本：710mm×1000mm 1/16　　　　经　　销：全国新华书店
字　　数：231千字　　　　　　　　　　印　　张：14.25
版　　次：2023年12月第1版　　　　　　插　　页：2
书　　号：ISBN 978-7-313-29716-7　　　印　　次：2023年12月第1次印刷
定　　价：198.00元

作者简介

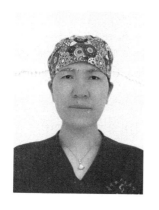

◎ 黄　欣

　　毕业于济宁医学院高等护理专业，现就职于嘉祥县人民医院，兼任山东省护理学会重症护理专业委员会基层委员、山东省护理学会呼吸护理专业委员会基层委员。擅长呼吸和重症的护理。曾获2023年"十佳祥城最美职工"称号。

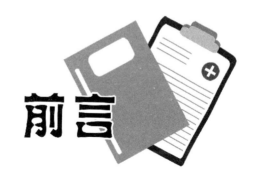

前言

近年来,重症医学飞速发展,人们对于重症研究的不断深入,使重症护理工作成为当前重症临床工作中的一项艰巨而又重要的任务,救护应对能力已然成为衡量医护人员工作质量的重要指标。且现代救护理念的更新,各种治疗仪器、监测仪器的问世,新的救护技术和监测技术层出不穷,这些都对医务人员提出了更高的要求。重症护士不仅要有扎实的基本医学知识和护理理论知识,还要不断地学习、汲取他人的宝贵经验,更新知识库,指导自己的护理实践,为重症患者提供优质护理,提高救治成功率,降低病死率和致残率,最大限度减少疾病和损伤带来的痛苦,最大程度地维护重症患者的身心舒适。重症护士应成为本学科中技术最全面、应变能力最强、在临床实践及护理科研方面起重要作用的专职监护人员。因此,为了帮助重症护士熟练掌握相关知识和操作技能,编者在参考大量国内外相关资料的基础上,结合自身临床经验,特编写了《实用重症护理临床实践》一书。

全书以现代护理观为指导,以人的健康为中心,首先介绍了重症护理常用技术,如心肺脑复苏、呼吸支持等重症救护技术,以及呼吸监测、循环监测等重症监测技术。其次对重症患者常见症状进行了阐述,如休克、感染、疼痛。然后,从气道湿化、排痰、人工气道三方面讲述了气道管理。最后从疾病概述、常见病因、治疗方式、护理措施等方面详细介绍了重症常见疾病的护理,如心力衰竭、中毒、多器官功能障碍综合征等。本书表述简明扼要,语言浅显易懂,内容重点突出,整体上体现重症护理的实用性、严谨性、系统性。本书能够帮助各基层临床护理人员、护理进修人员、医学院学生形成一套完善的临床护理理念,使护士与医师密切配合,做到医护"一体化",提高医疗护理质量。

由于编者的水平和经验有限,书中难免存在不足之处,期望广大读者见谅,并提出宝贵意见,以便更正。

黄 欣

嘉祥县人民医院

2023 年 4 月

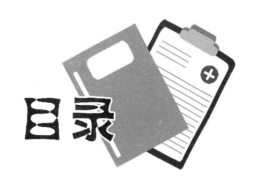

目录

第一章 绪论 …………………………………………………………… (1)

　第一节 基本概念 …………………………………………………… (1)

　第二节 重症护理的工作 …………………………………………… (5)

　第三节 重症护理的管理 …………………………………………… (9)

第二章 重症救护技术 ……………………………………………… (16)

　第一节 心肺复苏与脑复苏 ……………………………………… (16)

　第二节 呼吸支持 ………………………………………………… (22)

　第三节 循环支持 ………………………………………………… (35)

　第四节 营养支持 ………………………………………………… (43)

第三章 重症监测技术 ……………………………………………… (51)

　第一节 呼吸监测 ………………………………………………… (51)

　第二节 循环监测 ………………………………………………… (57)

　第三节 神经监测 ………………………………………………… (71)

　第四节 水电解质平衡的监测 …………………………………… (77)

　第五节 酸碱平衡的监测 ………………………………………… (83)

　第六节 用药监测 ………………………………………………… (88)

第四章 感染的护理 ………………………………………………… (97)

　第一节 呼吸机相关性肺炎 ……………………………………… (97)

第二节　导管相关性血流感染 ·· （101）

第三节　导尿管相关性尿路感染 ·· （104）

第四节　多重耐药菌感染 ·· （108）

第五章　休克的护理 ·· （112）

第一节　低血容量性休克 ·· （112）

第二节　心源性休克 ·· （117）

第三节　脓毒症休克 ·· （121）

第六章　气道管理 ··· （125）

第一节　气道湿化 ··· （125）

第二节　排痰 ··· （130）

第三节　人工气道 ··· （140）

第七章　疼痛的护理 ·· （152）

第一节　概述 ··· （152）

第二节　护理评估 ··· （158）

第三节　护理诊断 ··· （162）

第四节　护理措施 ··· （169）

第八章　常见重症护理 ·· （178）

第一节　急性心肌梗死 ·· （178）

第二节　心力衰竭 ··· （186）

第三节　呼吸衰竭 ··· （191）

第四节　中毒 ··· （197）

第五节　烧伤 ··· （204）

第六节　多器官功能障碍综合征 ·· （211）

参考文献 ·· （221）

第一章

绪 论

第一节 基本概念

一、重症护理

重症护理是研究危重症患者对危及生命健康问题的各种反应,并用现代监测、护理手段予以医疗辅助和护理,以解决危重患者护理问题的临床实践科学。

(一)重症护理的职责

重症护理的职责是非常重要的,主要涉及以下几方面。

(1)监测患者的生命体征,如血压、心率、呼吸等,及时发现异常情况并采取相应的护理措施。

(2)给患者进行必要的治疗和监护,如输液、药物治疗、呼吸机使用等;帮助医师进行检查和诊断,并及时汇报病情。

(3)给患者和家属提供必要的心理支持和安慰。

(4)对重症患者进行紧急抢救和复苏,保证其生命安全。

(二)重症护理的挑战

重症护理的挑战是很大的,作为一名重症护理人员,需要具备应对各种挑战的能力。这些挑战包括但不限于人手不足、病情复杂、时间压力、心理压力等。

1.人手不足

重症护理是一项高度专业化、劳动强度大的工作,需要专业的技能和经验。然而,由于人才短缺,尤其是在一些地区医疗资源不足的情况下,重症护理人员常常需要应对大量患者,导致人手不足的问题。在这种情况下,我们需要通过合理分配资源、提高效率等方式,尽可能地发挥人力资源的作用,保证患者的安全和护理质量。

2.病情复杂

重症患者病情通常较为严重,需要进行复杂的治疗和护理。不同的患者需要不同的治疗方案和护理手段,需要护理人员有丰富的临床经验和专业知识。在这种情况下,我们需要不断学习新知识、提高自身的专业技能,以及和医师、其他科室的护理人员进行协作,确保患者得到最优质的护理。

3.时间压力

时间压力也是重症护理人员面临的挑战之一。由于患者病情复杂,治疗过程也相对较长,加上需要进行 24 小时的监护,重症护理人员的工作压力非常大。在这种情况下,我们需要提高效率,合理安排时间,确保在保证患者安全的前提下,完成各项治疗和护理工作。

4.心理压力

在重症护理过程中,护理人员常常需要面对生死存亡的关键时刻,这对于护理人员的心理素质要求非常高。同时,患者的家属也可能存在情绪波动和心理压力,需要护理人员在照顾患者的同时,积极进行沟通和心理疏导,以减轻家属的负担。

二、重症监护病房

重症监护病房(intensive care unit,ICU)是以救治急危重症患者为中心的医疗组织形式。它集中一些具有抢救危重患者经验的专业人员和现代化的监测与治疗仪器设备,集中、加强对危重患者进行监测与治疗,以提高抢救危重患者的成功率,降低病死率。ICU 与以往"急救室"或"复苏室"的区别在于 ICU 不论是床边监测诊断的范围还是抢救治疗的设备与能力都比"急救室"或"复苏室"要强得多,而且随着重症医学、护理学的发展与独立,ICU 配备了专职的受过训练的医师和护士,也使救治多器官功能衰竭患者的水平大为提高。因此,来自急救现场、急诊室和手术室的患者,经过 ICU 加强监测与治疗,待麻醉清醒,呼吸、循环等重要脏器功能稳定后,再转入普通病房。

由此可见,ICU 是一种危重患者医疗集中与加强处理的场所。它的最大特点是危重患者的集中、医护人员的集中,以及现代化监测与治疗仪器的集中。在ICU 内的患者能得到监测仪器连续、动态的密切观察,医师、护士能根据监测结果及时发现病情变化并作出相应决策,使患者及时获得先进设备及其他方面,如药物的加强治疗与护理,因而 ICU 成为抢救危重患者最为有效与经济的一种医疗形式。近几年来,重症医学已得到迅猛发展,ICU 的建设、精密的监护仪器设备、医护人员的专业水平及临床科学实践已成为衡量一个国家、一所医院现代化急救医疗水平乃至社会文明程度的重要标志。

（一）ICU 的救治原则

ICU 的监测范围很广泛,可按呼吸、循环、肝、脑、肾、胃肠、血液及凝血机制、内分泌、水电解质、给氧等几大系统划分。常用监测项目有心电图、心功能、血压、呼吸频率及节律和型式、体温、尿量、动脉血气分析、脑电图等 20 多项,并根据病情的危重程度将监测的范围分为三级:特殊监护患者用一级监测;疾病和手术后可能有致命危险的患者用二级监测;病情趋于平稳者用三级监护。

ICU 原则上不允许患者家属陪护,但允许亲属的探视。探视时间一般应安排在午睡后,时间不超过 2 小时为宜。探视人员要服从医护人员的管理。

ICU 对危重病的治疗为原发病的治疗创造了时机和可能性,使原来一些治疗效果差或无法治疗的疾病得到有效的控制和满意的治疗。与此同时,其他专业科室对原发病的治疗又是危重病根本好转的基础。这种有机的结合表现出危重症医学专业与其他专业的相得益彰是重症监护室在综合医院中得以发展的关键之一。

（二）ICU 的类型

1.综合 ICU

综合 ICU 包括外科重症监护病房、内科重症监护病房、急诊重症监护病房等。收治医院各科室的危重症患者。

2.专科 ICU

专科 ICU 包括烧伤重症监护病房、呼吸重症监护病房、肾病重症监护病房、新生儿重症监护病房、产科重症监护病房、儿科重症监护病房、麻醉重症监护病房、移植重症监护病房等。

3.部分综合 ICU

部分综合 ICU 介于综合 ICU 与专科 ICU 之间。部分高等级大医院还会对综合 ICU,甚至专科 ICU 继续细分,如心血管重症监护还分为冠状动脉粥样硬化性心脏病重症监护治疗病房、心肺重症监护病房、心脏外科重症监护病房、神经外科重症监护病房等,以便于深度和精准监护。

（三）ICU 收治的对象

ICU 收治对象包括各科的危重患者,如病情危重,处于生死关头,甚至有猝死危险的患者。危重大多由急性病变或慢性病急性变化造成。具体包括以下几种患者。

(1)创伤、休克、感染等引起的多器官功能衰竭的患者。

(2)急需行心、肺、脑复苏及复苏后的患者。

(3)多发伤、复合伤患者。

(4)急性物理、化学因素致伤性危急病症,如中毒、溺水、触电、蛇或虫咬伤和中暑等患者。

(5)急性心肌梗死、严重心律失常、急性心力衰竭、不稳定型心绞痛患者,在无心脏重症监护病房时,可收入综合性 ICU 监测救治。

(6)大手术后需监测救治的患者。

(7)严重水电解质,渗透压和酸碱失衡的患者。

(8)甲状腺、肾上腺、胰岛和垂体等内分泌危象患者。

(9)各类大出血、突然昏迷、抽搐、心力衰竭、呼吸衰竭等各系统器官功能衰竭的患者。

(四)ICU 的监护人员

关于 ICU 人员组成国内外尚未统一规定,但鉴于各类危急患者救治工作量大,治疗手段繁多,操作技术复杂,知识面要求广,故医护人员配备要超过一般内、外科。参阅有关资料提出,综合 ICU 以 10 张床为便,医师需 10～15 名,护士长1名,护士按其与床位数之比为(3.0～3.5):1,需要 30～35 名,否则不易达到 ICU 监测和治疗要求。

ICU 的负责医师应每天查房、决定治疗和监护方案,专职医师及值班医师负责执行。ICU 医师应有广泛的生理、病理和药理知识,熟悉各器官功能衰竭的诊断和正确处理。护士长负责监护室的管理工作,包括安排护理人员工作、检查护理质量、监督医嘱执行情况及做各种记录等。护士是监护室的主任,承担监测、护理、治疗和急救任务,故除了应熟悉一般临床护理技术外,尚需具备特殊监测技术和紧急处理的能力。此外,监护病房还应配有专门人员负责仪器的保养和维修。在发达国家,ICU 工作人员还包括物理治疗医师、呼吸治疗医师、药师、营养师、社会学工作者、秘书等。

(五)ICU 的监护

ICU 内收治各种危重症患者,不同的患者往往需要重点不同的监护治疗,因而不可能制订一个适合每个患者的、统一的 ICU 监护方案。但 ICU 的患者有一个共同的特点,即病情危重,除特殊监护外,都需要起码的基本日常监护,即一般监护。

1.一般监护

用监护仪监测心率、心电及呼吸,至少每小时记录呼吸频率、血压各1次;每2小时测量并记录体温1次;严格记录出入量;每8小时测尿比重、尿常规及酮体1次,检查粪便潜血1次;每天精确测量体重1次,并精确记录热卡入量1次。

2.特殊监护

(1)血管内插管患者的监护:每天更换导管冲洗液、静脉输入液、输液管及敷料。更换敷料时应检查导管部位是否有感染征象。若长时间置放导管,至少每3天自导管取样做细菌培养1次。凡中心静脉、动脉或肺动脉置放导管的患者,发热至38.5 ℃以上,应做周围血培养,并由每个导管另取血做培养。若患者出现败血症症状或血培养阳性,要拔掉感染的导管。若仍需插导管,则需更换导管,重新插管。拔除动脉、中心静脉或肺动脉内的导管时,导管尖端部位均应取样送培养。插入动脉、中心静脉及肺动脉的导管,管路各连接处均应用旋锁接头,以防其意外脱落引起出血及气栓。

(2)气管插管及气管切开患者的监护:需用适当方法固定口气管插管、鼻气管插管及气管切开套管,并需将肢体约束固定。及时清除插管或套管内的分泌物,至少每2小时吸痰1次。至少每周检查气管内吸取物,做革兰染色细菌及敏感试验2次。

(3)腹膜透析患者的监护:为防止感染,放置导管应在手术室内进行。要用封闭式无菌引流装置。引流装置应每天更换1次,换时戴手套及口罩,严格注意无菌操作技术。更换引流管时,引流液要做细胞计数、分类、革兰染色及细菌培养,以观察有无腹膜炎发生。透析液用高渗葡萄糖时,每2小时测血糖1次。用无钾透析液以降低血钾时,每4小时应测血钾1次,直至血钾正常为止。血钾正常后改用含钾透析液时,血钾测定次数可减少。若透析液量过大,可引起过度腹胀,致血压上升及呼吸功能不全,应注意观察。

(4)昏迷患者的监护:严密监护神经精神状态。

第二节　重症护理的工作

一、接收患者入ICU

ICU转入患者,必须经ICU专科医师确诊。转入时,应由ICU医师陪同,

ICU护士要掌握患者的诊断、治疗、病情发展及转入目的,准备相应的床单位和物品。患者进入 ICU 即要进行基本体检,并给予基础监护。

(一)基本体检

基本体检包括检查患者神志、意识如何,回答问题是否正确,肢体活动是否正常,测生命体征,如瞳孔对光反射、血压、脉搏、呼吸体温,做全导联心电图,观察周围循环、皮肤、色泽、有无压疮,观察呼吸状态,了解最近 1 次水和电解质、血糖、血气分析结果,检查静脉通路,掌握用药情况,检查各种管路是否通畅,观察引流液量及颜色、单位时间流出量等,了解药物过敏史、专科护理要求和患者心理状态,向患者及家属介绍主管医师、责任护士、交代病房环境和探视管理制度。

(二)基础监护

基础监护即持续的胸前综合导联心电图示波,做全导联心电图,测生命体征;吸氧,保持气道通畅;建立静脉通路;导尿并保留导管;抽血,做血 K^+、血 Na^+、血 Cl^-、血糖、肌酐、尿素氮检查和血气分析;重新检查并固定所有管道;做护理记录。

二、建立重症监护的护理记录单

根据监护级别要求进行监测记录,一般分为 3 级。

A 级:10～15 分钟进行 1 次循环、呼吸参数等监测。每小时进行 1 次体温监测和呼吸道护理。每 4 小时进行 1 次神经系统监测和基础护理。每 8 小时进行 1 次有关的实验室检查并总结出入量。

B 级:每小时进行 1 次呼吸道护理和循环、呼吸参数测定。每 4 小时进行 1 次体温、神经系统监测和基础护理等。出入量总结和实验室检查可延长为 8～12 小时 1 次。

C 级:每 8 小时进行 1 次上述的各项监测和护理措施。

通过动态监测和评定患者的状态,使全体医护人员都能及时了解和掌握患者的病情,便于抢救和治疗。

三、制订护理计划

ICU 实行个案责任制护理。由于病情危重,客观上不允许护士先收集临床资料再制订护理计划,所以一般均先根据进入 ICU 时的临床表现作出评估并开始护理,然后再根据监护结果及时调整护理措施、修改护理计划。

四、做好患者家属的工作

监护治疗措施均已开始执行后,护士应与家属进行联系,取得他们的充分理解和信任,以便配合医护人员做好有关的工作。

五、患者转出 ICU

ICU 的收容与转出需有明确的规章制度,否则,将影响 ICU 资源的合理使用。ICU 医师决定患者的治疗,病情稳定可以转出时,护士要做好各项转运准备工作。转运途中,注意保持良好的通气状态,必要时连续心电监护,调节好各种血管活性药物的持续应用,调整好各种管道,防止途中脱落、牵拉,注意随时观察病情。力求稳、准、快的转出,同时做好各种的护理交接工作。

六、监护内容

ICU 的监护内容大致可分为基本监测项目与系统监测项目两大类。前者以生命体征为主要监测内容,可以从整体上动态观察患者的生命状态及致病因素的损伤范围、疾病的危险性,后者用于了解各系统、脏器的受损程度和病理生理变化。危重患者进入 ICU 后,应在急救的同时,立即进行基本项目的监测,其内容包括体温、脉搏、呼吸、血压、心电图、血常规、尿常规、血电解质、胸部 X 线摄片等。根据病情的需要增加系统监护的项目。系统监护项目主要是对呼吸系统、循环系统、泌尿系统等功能指标的监测。ICU 能够监测的项目很多,设备日益先进,危重症患者的医疗支出费用相应的也增加。因此,应根据病情的需要,对监护项目进行有针对性地选择应用。

七、监护技术

(一)计算机网络监护技术

1.计算机网络监护技术的构成

计算机网络监护技术的构成包括床旁监护仪、中心监护台、中心显示系统、彩色显示系统、热显示系统、打印机及各种监护软件。一个中心监护台可配 4～10 个不等的床旁监护仪。

2.计算机网络监护技术的工作原理

计算机网络监护技术通过感应系统,如热敏电阻、电极、压力传感器、探头等接收来自患者的各种信息,经过导线输入到换能系统放大并进一步计算和分析,最后显示或输出到中心台,必要时打印信息资料。

3.计算机网络监护技术的操作

(1)准备:危重患者进入 ICU 确定使用监护后,依次完成以下工作。接通主机电源,通过中心监护台依次输入患者的姓名、性别、年龄、种族、身高、体重、工作单位等有关资料;校正监测日期、时间;调整适当荧光屏辉度及对比度;调节图形的比例和位置排列;调整合适的脉冲报警及按键的音量。

(2)床边机的安装与联结:正确安装导联线并安置固定,防止打节、折断,包括心电导联线氧饱和度、体温等,有无创血压、有创压力等导联线;正确安置电极,一般选择 5 个电极,安放电极前要以乙醇或温水清洗皮肤,电极的安放位置不同,可显示不同的监测内容及结果;监测血氧饱和度时,可选择任一指(趾)端,指甲不能过长以免划破感应器窗面;皮温探头平面紧贴皮肤,妥善固定,以防滑脱;血压袖带捆绑位置要松紧适宜,接口连接紧密,进行有创压力监测及其他项目监测时各管道连接正确。

(3)参数监测:可同时选择各项参数,常选择关键或量变的参数显于主屏幕上,每个参数均需设置上下报警线。

4.计算机网络监护技术的维护

应由专人负责保管,做好三级保管工作,经常与厂家专职技术人员联系,切勿擅自打开机盖或机壳。如果使用或保养不当会出现以下常见故障。

(1)反复开闭电源使机器使用寿命缩短。

(2)电压不稳导致信号失真或击穿集成电路块。

(3)撞碰仪器导致图像消失或图像移位。

(4)机器内部潮湿或进水导致电流短路。

(5)各联线脱落或松动拆线导致信号输送消失。

(6)机器散热条件不佳烧坏导线和集成电路块。

(二)闭路电视监控系统

1.闭路电视监控系统的构成

闭路电视监控系统由摄像镜头、录像机、多画面分割器、主控机、显示屏等组成。

2.闭路电视监控系统的功能

(1)通过此系统对患者动态进行连续性观察。

(2)护士在中心监护站可同时观察到多个患者情况。

(3)通过录像机将特殊患者及重要抢救情况录制下来可作为教学科研资料,供有关人员参考分析。

3.闭路电视监控系统的操作

接通电源,依次打开主机、监视器;在主机云台区选择合适画面,画面选择方式分为自动收集和手控调节;主机镜头区调节画面清晰度、大小及远近;根据患者情况可进行多画面或重复画面选择监控观察,必要时设置录像。

4.闭路电视监控系统的维护

设专人管理,保持系统清洁干燥、防尘,非专职人员不得任意打开机器,使用中保持散热良好,停用时将电源插头拔下。

第三节 重症护理的管理

一、病房管理

(一)ICU 工作制度

(1)病区监护室在科室主任领导下,由护士长负责管理,主治医师给予必要的协助。

(2)保持监护室整洁、舒适、安全、安静,避免噪音,不得在病房内大声喧哗。

(3)保持监护室环境清洁卫生,注意通风,每天通风 3 次,早上、上午、下午各 1 次。

(4)医务人员着装整洁、严肃,不得在监护室接打手机、吃东西。

(5)患者住院期间除必需生活用品外,不得存放过多物品。

(6)病房床位和物品摆放规范,所有与医疗、护理有关的仪器和物品,如监护急救仪器、急救物品、药品及一次性用物等应放置在固定位置,便于用后应物归原处,不得随意乱放。

(7)各种抢救药品、器械做到五定,即定数量、定点放置、定专人管理、定期消毒、定期检查维修,做到有备无患。

(8)报警信号就是呼救,医护人员听到报警必须立即检查,迅速采取措施,消除报警信号。

(9)医护人员每天查房 2 次。

(10)做各种操作前后要注意洗手,患者使用的仪器及物品要专人专用。

(11)遇有严重感染、传染、免疫功能低下等患者应与其他患者隔离,有条件应安置在单间隔离病房,专人护理。

(12)与医疗护理无关人员限制出入,监护室外公示家属探视制度。

(13)全科医护人员均有方便快捷的通讯联系方式以应付紧急情况,任何时候都要以监护室的工作为先。

(二)ICU 组织管理

危重症患者的救治成功率是衡量一个医院医疗水平的重要指标。由于 ICU 集中了全院最危重的患者。因此,从院长到每一个专业医务人员都要十分关注 ICU 的建设和发展。医疗行政的主管部门应该特别关注全院危重患者的流向,专科与 ICU 患者危重程度数量的比例,制订相应政策,促使危重患者正常地输送到 ICU。对 ICU 的组织管理大致可分为 3 个层次。①战略管理:应由医院的最高领导层决定,包括 ICU 的工作性质、建设规模和经费投入。②组织管理:主要目的是保证实施战略管理的有效性和高效率。结合我国的实际情况,这一层次的职能部门应该是医疗行政主管部门,如医务部或医政科,其具体工作是负责 ICU 与各专科的协调及对 ICU 的保障。③战术管理:由 ICU 主任和护士长实施完成,如制订 ICU 工作的阶段规划、年度计划,组织实施日常医、教、研和行政的管理工作。

(三)ICU 病室管理

1.探视管理

ICU 病房内无家属陪住,患者进入 ICU 后,家属可留下电话号码,有情况随时可与家属联系。设计现代化的 ICU,其外面常有一圈玻璃窗与走廊,在家属休息室有闭路电视可以观察 ICU 病区内患者情况。因而,可减少因探视给 ICU 病区带来污染及对正常医护工作的干扰。

2.感染控制

ICU 收治患者病情危重,自身抵抗力和保护能力均较差,给治疗及护理工作带来极大困难。同时,由于 ICU 患者流动性大,常会随着患者的转出而造成在医院内的感染流行。因此,ICU 内的感染控制是一个很重要的问题。

3.严格管理制度

严格管理制度,如严格控制流动人员的管理制度。严格护理操作,控制交叉感染。常规更衣制度,如专科医师、进修人员、实习生应穿专用隔离服,接触患者应戴套袖,ICU 护士必须穿专用隔离服,所有装饰物品一律不应佩戴,探视、来访人员进入 ICU,应穿隔离服,并更换专用拖鞋或鞋套。探视时间,每个患者只允许 2 名探视人员,12 岁以下儿童一般谢绝探视。如患有感冒、咽炎的探视人员应拒绝其进入 ICU。

4.严格无菌操作技术

在 ICU 内进行的操作都要严格遵循无菌操作原则。如气管切开、留置导尿管、动静脉插管、鼻饲等。ICU 内的工作人员每半年至 1 年应定期体检,每月做空气培养 1 次,防止各种交叉感染。ICU 内的病房须每天湿扫,吸尘,使用消毒剂擦地,单间 ICU 病房,应使用独立空调、空气过滤装置,而不应加入医院总建筑中央空调,防止交叉感染。合理使用抗生素及消毒剂,慎用广谱抗生素,防止菌群失调,安全使用抗生素,必须要有细菌培养及药物敏感试验指导用药。

二、人员管理

(一)医师的基本要求

ICU 中应该配备一定数量的骨干医师,其中危重症医学的专科医师应该占 60% 以上,其他医师可以是轮科医师或是进修医师。轮科医师应该是高年资的住院医师和主治医师,轮科或进修医师的轮转周期不宜少于半年,至少 3 个月以上。ICU 医师必须具备独立处理危重症患者的能力。重症医学科至少应配备一名具有副高以上专业技术职务任职资格的医师担任主任,全面负责医疗护理工作和质量建设。

(1)经过严格的专业理论和技术培训并考核合格。

(2)掌握危重症患者重要器官、系统功能监测和支持的理论与技能,要对以下脏器功能及生命的异常信息具有足够的快速反应能力。如休克,呼吸功能衰竭,心功能不全,严重心律失常,急性肾功能不全,中枢神经系统功能障碍,严重肝功能障碍,胃肠功能障碍与消化道大出血,急性凝血功能障碍严重内分泌,代谢紊乱,水电解质与酸碱平衡紊乱,肠内与肠外营养支持,镇静与镇痛,严重感染,多器官功能障碍综合征(multiple organ dysfunction syndrome,MODS),免疫功能紊乱等。掌握复苏和疾病危重程度的评估方法。

(3)除掌握临床科室常用诊疗技术外,还应具备独立完成以下监测与支持技术的能力,如心肺复苏术、颅内压监测技术、人工气道建立与管理、机械通气技术、深静脉及动脉置管技术、血流动力学监测技术、持续血液净化、纤维支气管镜等技术。

(二)护士的基本要求

ICU 中危重患者多,随时可能发生危及生命的病情变化,而护士是最直接的观察者,当患者病情突变时,要求能通过及时准确的诊断和处理以挽救患者生命;加之 ICU 病房现代精密的科学仪器的使用对护士提出了更高的要求;ICU 护士应成为本学科中技术最全面、应变能力最强、在临床实践及护理科研方面起重要作用的专职监护人员,其筛选应十分严格。

（1）经过严格的专业理论和技术培训并考核合格。

（2）掌握重症监护的专业技术，如输液泵的临床应用和护理；外科各类导管的护理；给氧治疗、气道管理和人工呼吸机监护技术；循环系统血流动力学监测，心电监测、除颤技术、血液净化技术、水电解质及酸碱平衡监测技术；胸部物理治疗技术；危重症患者营养支持技术；危重症患者抢救配合技术等。

（3）除掌握危重症监护的专业技术外，还应具备以下能力：各系统疾病危重症患者的护理、危重症医学科的医院感染预防与控制、危重症患者的疼痛管理、危重症监护患者的心理护理等。

三、风险管理

（一）组织领导

ICU实行院长领导下的科主任负责制，科主任负责科内的全面工作，定期查房、组织会诊和主持抢救任务。ICU实行独立与开放相结合的原则，所谓独立，就是ICU应有自己的队伍，应设有一整套强化治疗手段，没有独立就体现不出ICU的特色。所谓开放，就是更多地听取专科医师的意见，把更多的原发病处理如外伤换药留给专科医师解决。医师的配备采取固定与轮转相结合的形式。护士长负责ICU护理管理工作，包括安排护理人员工作、检查护理质量、监督医嘱执行情况及护理文书书写等情况。护士是ICU的主体，承担着监测、治疗、护理和抢救等任务，能进行24小时观察和最直接得到患者第一手临床资料的只有护士。因此，ICU护士应训练有素，熟练掌握各种抢救技术，与医师密切配合，做到医护"一体化"，提高医疗护理质量。

（二）制度化管理

制度化管理是ICU医疗护理质量得以保证的关键，为了保证工作质量和提高工作效率，除执行政府和各级卫生管理部门制定的各种法律法规、医疗核心制度外，还需建立健全以下各项规章制度：医疗、护理质量控制制度；各种危重疾病监护常规；临床诊疗及医疗、护理操作常规；患者转入、转出ICU制度；抗生素使用制度；血液与血液制品使用制度；抢救设备操作管理制度；基数药品、毒麻药品和贵重、特殊药品等管理制度；院内感染预防和控制制度；医疗、护理不良事件防范与报告制度；医患沟通制度；突发事件的应急预案和人员紧急召集制度；医护人员教学、培训和考核制度；探视制度；临床医疗、护理科研开展与管理制度等。

(三)风险管理制度

强化护理人员风险意识教育,提高护理人员识别及评估护理风险的能力。通过失效模式对护理流程各环节中潜在的风险因素予以分析,如高危药品注射、输血、给药环节及特殊管道护理等各类高危操作技术。针对其中容易出现护理风险的环节予以全面分析,制订针对性防范策略。

(四)护理质量管理制度

护士有明确的岗位职责和工作标准。管床护士应详细记录各项治疗及护理操作情况,包括疗效观察、药物用量与用法、患者病情变化等。由护理组长根据质量和安全指标对本组护理质量进行检查并详细记录。各组组长要重点观察高危患者,观察护士护理操作,避免发生疏忽,合理安排本组的护理工作,护理中存在的问题与护理效果需要详细记录。医院应加强 ICU 医疗质量的管理与评价,医疗、护理、医院感染等管理部门应履行日常监管职能。严格落实三级质量控制措施,及时反馈工作中存在的问题,促进持续质量改进。

(五)不良事件报告制度

实行非惩罚性护理不良事件报告制度,针对护理管理工作过程中出现的各类不良事件予以分析,查明原因,查漏补缺,及时纠正工作流程及工作中凸显的缺点及风险,强化护理团队整体风险意识。此外,还应建立激励机制,营造严谨、和谐的工作氛围。每年评选优秀带教和优秀护士,给予一定的精神和物质嘉奖。培养护理工作人员的团结协作能力,相互监督,互相弥补,有效弥补工作漏洞,提高护理工作质量。

(六)物品使用制度

重症医学科的药品和一次性医用耗材的管理和使用应当有规范、有记录。仪器和设备必须保持随时启用状态,定期进行质量控制,由专人负责维护和消毒。抢救物品有固定的存放地点。

四、感染管理

(一)医院感染的定义

医院感染又称医院获得性感染,是患者在住院期间获得的感染,但不包括入院前已开始或者入院时已处于潜伏期的感染。临床上常常把入院 48 小时后发生的感染称为医院感染,包括在住院期间发生的感染和在医院内获得出院后发生的感染。医院工作人员和医院访客在医院内获得的感染也属医院感染。

医院感染分为内源性感染和外源性感染。内源性感染又称自身感染,是指各种原因引起的、使患者遭受自身固有病原体的侵袭而发生的感染。病原体通常为寄居在患者体内的正常菌群,一般情况下是不致病的,但当个体的免疫功能受损、健康状况不佳或抵抗力下降时则会成为条件致病菌而发生感染。外源性感染又称交叉感染,是指各种原因引起的患者遭受非自身固有的病原体的侵袭而发生的感染。病原体来自患者身体以外的个体、环境等,包括从个体到个体的直接传播和通过物品、环境而引起的间接感染。

(二)控制感染的措施

1.物体表面清洁与消毒要求

物体表面应保持清洁,被患者血液、体液、排泄物、分泌物等污染时应随时清洁并消毒。医疗区域的物体表面应每天清洁消毒1～2次,达到中水平消毒。计算机键盘宜用键盘保护膜覆盖,表面每天清洁消毒1～2次。一般性诊疗器械如听诊器、叩诊锤、手电筒、软尺等,宜专床专用,如交叉使用应一用一消毒。普通患者持续使用的医疗设备(监护仪、输液泵、氧气流量表等)表面,应每天清洁消毒1～2次。普通患者交叉使用的医疗设备(超声诊断仪、除颤仪、心电图机等)表面,直接接触患者的部分应每位患者使用后立即清洁消毒,不直接接触患者的部分应每周清洁消毒1～2次。MDRO感染或定植患者使用的医疗器械、设备应专人专用或一用一消毒。

2.地面消毒

地面应每天清洁消毒1～2次。

3.空气净化系统的消毒

空气净化系统出、回风口应每周清洁消毒1～2次。

4.呼吸机及附属物品的消毒

呼吸机外壳及面板应每天清洁消毒1～2次。呼吸机外部管路及配件应一人一用一消毒或灭菌,长期使用者应每周更换。呼吸机内部管路的消毒按照厂家说明书进行。

5.床单元的清洁与消毒要求

床栏、床旁桌、床头柜等应每天清洁消毒1～2次,达到中水平消毒。床单、被罩、枕套、床间隔帘应保持清洁,定期更换,如有血液、体液或排泄物等污染,应随时更换。枕芯、被褥等使用时应保持清洁,防止体液浸湿污染,定期更换,如有血液、体液或排泄物等污染,应随时更换。

6.便器的清洗与消毒要求

便盆及尿壶应专人专用,每天清洗、消毒。腹泻患者的便盆应一用一消毒。有条件的医院宜使用专用的便盆清洗消毒机来进行处理,一用一消毒。

7.空气消毒方法与要求

ICU空气应达到《医院消毒卫生标准》的要求。空气消毒可采用以下方法之一并符合相应的技术要求。

(1)医疗区域定时开窗通风。安装具备空气净化消毒装置的中央空调通风系统。

(2)空气洁净技术:应做好空气洁净设备的维护与监测,保持洁净设备的有效性。

(3)空气消毒器:应符合《消毒管理办法》的要求,使用者应按照产品说明书正确使用并定期维护,保证空气消毒器的消毒效果。

(4)紫外线灯照射消毒:应遵循《医疗机构消毒技术规范》的规定。

(5)能够使空气达到卫生标准要求值的合法有效的其他空气消毒产品。

医院感染管理专职人员应根据ICU医院感染的特点建立人员岗位培训和继续教育制度,所有工作人员包括医师、护士、进修人员、实习学生、保洁人员等,应接受医院感染预防与控制相关知识和技能的培训。抗菌药物的应用和管理应遵循国家相关法规、文件及指导原则。医疗废物的处置应遵循《医疗废物管理条例》《医疗卫生机构医疗废物管理办法》和《医疗废物分类目录》的有关规定。医务人员应向患者家属宣讲医院感染预防和控制的相关规定。

第二章

重症救护技术

第一节 心肺复苏与脑复苏

无论何种原因引起的心搏骤停,其治疗原则大致相同。首先,必须争分夺秒地建立有效氧合,促进血液循环,提高心输出量,保证心、脑、肾等重要脏器的血供,并积极治疗导致心搏骤停的原发病和复苏过程中的并发症。目前心肺复苏与脑复苏分为以下三期。

第一期:基础生命支持(basic life support,BLS)。此期包括 3 个步骤:畅通气道(airway,A)、人工呼吸(breathing,B)、人工循环(circulation,C)。

第二期:高级生命支持(advanced life support,ALS)。此期除继续基本生命支持外,还包括下列 3 个步骤:药物与输液(drugs,D)、心电监护(ecg-monitoring,E)、心室纤颤治疗(fbillation treatment,F)。

第三期:持续生命支持。此期继续加强监护和生命支持,治疗引起心搏骤停的原发病和并发症,最重要的是脑复苏,包括以下 3 个步骤:病情评估(gauge,G)、脑复苏(hunan mention,H)、重症监护(intensive care,I)。此期主要是复苏后期的医疗和护理。

上述的分期不能截然分开,按步进行,要根据患者的实际情况具体操作。

一、基础生命支持

(一)BLS 基本步骤

1.评估现场环境并判断患者意识

(1)确保现场环境安全。

(2)意识的判断:用双手轻拍或摇动患者双肩,大声呼喊,判断有无反应。

2.启动紧急医疗救护系统

（1）若发现患者无反应,急救者应启动紧急救援系统,并拨打120,提供详细地点、报告患者的人数和病情。由紧急调度中心的调度员为现场施救员提供心肺复苏术指导。

（2）若有多名急救者在现场,其中一名急救者按步骤进行心肺复苏术,另一名启动紧急救援系统,拨打120,取自动体外除颤仪。

（3）在救助淹溺或窒息性心搏骤停患者时,急救者应先进行5个周期的心肺复苏术,然后拨打120,启动紧急救援系统。

3.检查呼吸及大动脉搏动

扫视患者胸部,观察胸廓有无起伏,同时检查大动脉搏动,时间5～10秒。成人和儿童检查其颈动脉,使食指和中指平齐并拢,从患者的气管正中部位向旁滑移2～3 cm,在胸锁乳突肌内侧轻触颈动脉有无搏动。

4.胸外按压

识别心搏骤停后10秒内开始胸外按压,尽快提供循环支持（C）。胸外按压是对胸骨下段有节律地按压,通过增加胸内压或直接挤压心脏产生血液流动,可为心脏和脑等重要器官提供一定含氧的血流。按压时,应让患者仰卧于硬板床或是平整的地面上,头部位置尽量低于心脏,使血液容易流向头部。如果患者躺卧在软床上,应将木板放置在患者身下,以保证按压的有效性。为保证按压效果,急救者需根据患者身体位置的高低,站立或者跪在患者身体的一侧。

（1）胸外按压的部位:成人胸外按压的部位是在胸部正中、胸骨的下半部,相当于男性两乳头连线之间的胸骨处。

（2）胸外按压的方法:按压时,急救者一只手的掌根部放在胸骨按压部位,另外一只手重叠其上,双手十指交叉相扣,贴近胸壁的手指向上,保证手掌根部用力在胸骨上,避免发生肋骨骨折。按压时,上半身稍前倾,双肩正对患者胸骨上方,双臂伸直,肘关节避免弯曲,肩、肘、腕关节呈垂直轴面,以髋关节为支点,利用肩部和背部的力量垂直向下用力按压。

（3）婴幼儿胸外按压的部位是两乳头连线与胸骨正中线交界点以下一横指处。婴儿在胸骨中点处用2～3指腹按压,2名急救人员在场时可采用环抱法。按压深度为胸壁前后径的1/3,婴儿大约为4 cm,儿童大约为5 cm。单人施救时,按压通气比为30∶2,若有2名急救者则为15∶2。

（4）胸外按压频率、深度:成人按压频率为100～120次/分,按压深度为5～6 cm,每次按压之后应让胸廓完全回弹。放松时掌根部不能离开胸壁,以免按压点移位。按压与吹气比为30∶2。

5.开放气道

在开放气道时,检查患者口腔和鼻腔,若有异物需及时清理,有活动性义齿必须取出。常用开放气道方法如下。

(1)仰头抬颏法:适用于没有头和颈部创伤的患者。患者取仰卧位,急救者站立或跪在患者一侧,用一只手的小鱼际用力向下按压患者的前额部;另一只手示指、中指置于下颌部,向上提起,使患者头部充分后仰,勿压迫下颚的软组织,防止造成气道阻塞。

(2)推举下颌法:适用于确诊或怀疑头颈部损伤的患者,避免加重颈椎损伤。患者平卧,急救者位于患者头部顶端,两手分别置于患者头部两侧,手指置于患者下颌角的下方并用双手提起下颌,将下颌向上抬起。

6.人工通气

这里以口对口人工通气为例,急救者正常吸气后,用按压患者前额的手的拇指与示指紧捏双侧鼻翼,防止气体从鼻子漏出。急救者用嘴把患者的唇部完全包住,减少漏气。在1秒内完成1次通气,给予足够的潮气量,同时用眼睛余光观察患者胸廓有无起伏。吹气时若无胸廓起伏或有阻力,应考虑气道未完全开放或气道内存在异物阻塞。通气完毕后,急救者应立即离开患者口部,同时松开捏住患者双侧鼻翼的手指,使患者能从鼻孔呼气。每30次胸外按压后给予2次人工通气。

7.早期除颤

心肺复苏的关键措施是胸外按压和早期除颤。心肺复苏只能维持心脏和脑部的血流供应,但是不能纠正心室纤颤。除颤是终止心室纤颤、无脉性室性心动过速最迅速、最有效的方法。因此,如果具备自动体外除颤仪,应该立即使用。一次除颤后,无须马上观察心律,应立即开始新一轮的心肺复苏,随后再观察心律,确定是否需要再次除颤。电除颤前后,需尽可能缩短中断胸部按压的时间。

(二)复苏有效的指标

判断复苏有效的指标可观察患者的以下情况。

(1)患者出现自主呼吸,可触及大动脉搏动。

(2)颜面、口唇由发绀转为红润。

(3)瞳孔由大变小,对光反射存在;有眼球活动,睫毛反射与对光反射出现。

(4)收缩压≥8.0 kPa(60 mmHg)。

(三)不实施心肺复苏的情况

(1)可能威胁到急救者的安全。

(2)存在明显不可逆性死亡的临床特征(如尸体僵直、尸斑等)。

(3)患者生前有拒绝复苏指令,但应根据具体情况谨慎决定。

(四)心肺复苏的并发症及禁忌证

1.并发症

肋骨骨折、心包积血、心脏压塞、气胸、血胸、肺挫伤、肝脾撕裂伤和脂肪栓塞等。

2.禁忌证

胸壁开放性损伤、肋骨骨折、胸廓畸形或心脏压塞,凡已明确心、肺、脑等重要器官功能衰竭无法逆转者,可不必进行复苏术,如晚期癌症等。

二、高级生命支持

ALS 是 BLS 的继续,是借助于器械和设备、先进的复苏技术和知识以争取最佳疗效的复苏阶段。

(一)开放气道

1.口咽通气道

口咽通气道有助于通过球囊-面罩装置提供足够的通气,仅由受过专业训练的人员操作。不正确的操作会将舌推至下咽部,加重气道梗阻。主要应用于无咳嗽或呕吐反射的无意识患者,也可应用于已确定(或怀疑)颅底骨折或严重凝血病的患者,不可用于清醒或半清醒的患者。

2.鼻咽通气道

鼻咽通气道仅由受过专业训练的人员操作。适用于有气道堵塞或有发生气道阻塞风险的患者。对于昏迷程度较浅的患者,鼻咽通气道优于口咽通气道。但对严重颅面部损伤的患者,应谨慎使用,防止其误入颅内。

3.气管插管

若患者心搏骤停,自主呼吸消失,球囊-面罩通气装置不能提供足够的通气时,需进行气管插管,但操作者必须具备丰富的插管经验。气管插管的优点在于:保持气道通畅、利于清除气道内分泌物、输送高浓度氧气、为某些药物的使用提供另外一种途径、给予特定的潮气量等。在进行心肺复苏之初,应该直到患者自主循环恢复后再行气管插管,不能因置入气管插管而影响胸外按压和除颤。

若在心肺复苏期间,置入气管插管,应尽量缩短胸外按压的中断时间。插入气管导管后,应立即评估气管插管的位置,可通过听诊、呼气末 CO_2 波形图、食管探测装置等方式确认气管插管的位置。在确认气管插管的位置后,应记录气管插管的深度并用胶带妥善固定。心搏骤停期间,心输出量低于正常范围,因此,减少了机体对通气的需求。在放置气管插管后,应每6秒进行1次通气(每分钟10次通气),同时以 100~120 次/分的速度进行持续的胸外按压。

(二)呼吸支持

1.球囊-面罩通气

球囊-面罩通气是最常用的正压通气工具。最好是2人及以上急救者在场时应用,1人胸部按压,另外1人挤压球囊。面罩需紧扣患者口鼻,避免漏气。急救者应位于患者头侧,将患者头部向后仰。一只手用"EC"手法将面罩扣住患者口鼻(即拇指和食指形成"C"形置于面罩上,使面罩紧贴患者面部;其他的手指形成"E"形提起下颌角,开放气道),另一只手挤压球囊,潮气量为 500~600 mL。每次通气时间持续1秒,使胸廓扩张。在心肺复苏期间,每30次胸外按压后给予2次通气。

2.机械通气

机械通气是目前临床上所使用的确切且有效的呼吸支持手段,可纠正低氧血症、纠正呼吸性酸中毒、降低颅内压、进行雾化治疗等。用呼吸机时要调整合适的呼吸模式、呼吸参数等。

(三)循环支持

1.及时监测

在后期复苏期间,尤应重视呼吸、循环和肾功能的监测。在人工呼吸或机械通气时,都应维持动脉氧分压(partial pressure of oxygen,PO_2)在正常范围,至少≥8.0 kPa(60.0 mmHg);动脉 CO_2 分压(partial pressure of carbon dioxide,PCO_2)在 4.8~5.3 kPa(36.0~40.0 mmHg)之间。应密切监测血压并维持其稳定,在条件允许时应监测直接动脉压,也便于采取动脉血样行血气分析。此外,应尽快监测心电图,因为心搏骤停时的心律可能是心脏停搏,也可能是心室纤颤,心电图可明确性质,为治疗提供极其重要的依据。留置导尿管监测尿量、尿比重及进行镜检,有助于判断肾的灌注和肾功能改变,也为输液提供参考。对于循环难以维持稳定者,应放置中心静脉导管监测中心静脉压(central venous pressure,CVP),也便于给药和输液。

2.药物治疗

目前认为心脏复苏药以气管内或静脉内给药最为理想,但循环中断时宜做心内注射。切忌在心脏严重缺氧状态下,过早应用心脏复苏药物,通常在心脏按压下1～2分钟后,心脏仍未复跳时才考虑用药。常用的心脏复苏药物:肾上腺素、阿托品、利多卡因、碳酸氢钠、呼吸兴奋剂等。

3.电除颤

救护车内配备有心电监测和除颤器。一旦明确为心室纤颤,应尽速用除颤器除颤,它是心室纤颤最有效的治疗方法。目前强调除颤越早越好。用一定能量的电流使全部或绝大部分心肌细胞在瞬间内同时发生除极化,并均匀一致地进行复极,然后由窦房结或房室结发放冲动,从而恢复有规律的、协助一致的收缩。心室纤颤发生早期一般为粗颤,此时除颤易于成功,故必须在2分钟内进行,否则心肌因缺氧由粗颤转为细颤则除颤不易成功。在除颤器准备好之前,应持续心脏按压。1次除颤未成,当创造条件重复除颤。

三、持续生命支持

持续生命支持的重点是脑保护、脑复苏。脑复苏的主要措施如下。

(一)维持血压

循环停止后,脑血流的自主调节功能丧失,而依赖于脑灌注压维持脑血流。收缩压不应<12.0 kPa(90.0 mmHg)和/或平均动脉压不应<8.7 kPa(65.0 mmHg),以恢复脑循环和改善周身组织灌注。应防止血压过高或过低,而加重脑水肿或造成脑组织缺血、缺氧。因此,需进行心电监测和血流动力学监测,包括监测血压、CVP、心输出量等。

(二)目标温度管理

目标温度管理又称亚低温疗法,是一种降低心搏骤停患者核心体温的策略,目的是将严重缺氧所造成的神经损伤降至最低。体温过高会增加脑代谢率、增加氧耗、加重脑水肿。心肺复苏术后自主循环恢复的昏迷成年患者应采用目标温度管理。在12～24小时内达到32～36 ℃的恒定温度,并至少维持24小时。降温可通过冰袋、冰毯、冰帽、体外循环降温法等方式,对于院前自主循环恢复的昏迷患者,不建议通过快速输注低温液体进行常规院前降温,有可能出现肺水肿,或是再次心搏骤停。应积极预防目标温度管理后的昏迷患者出现发热。

(三)缺氧和脑水肿

治疗缺氧和脑水肿主要措施如下。

(1)脱水:应用渗透性利尿药,减轻脑水肿和降低颅内压,促进大脑功能恢复。在脱水治疗过程中,避免过度脱水,以免造成血容量不足。

(2)促进早期脑血流灌注。

(3)高压氧治疗:通过增加血氧含量,提高脑组织氧分压,改善脑缺氧,降低颅内压。高压氧治疗应在患者心肺复苏自主循环恢复后尽早进行,但复苏后早期血流动力学不稳定、仍需血管活性药物维持的患者应慎用。

(四)药物治疗

1.冬眠药物

冬眠药物可防止抽搐,解除低温时的血管痉挛,改善循环血流灌注和辅助物理降温。

2.脱水药

为防止脑水肿,可选用快速静脉滴注 20％甘露醇或 25％山梨醇,也可联合使用呋塞米、清蛋白、高渗葡萄糖等。

3.激素

早期应用糖皮质激素有助于心搏骤停患者度过危险期,可增加心输出量、改善微循环、稳定溶酶体膜等。

4.镇静药物

巴比妥对不完全性脑缺血、缺氧的脑组织具有良好的保护作用。应选择短效镇静药物,每天间断使用,并且应通过滴定到预期的效果。一般情况下,须谨慎使用。

5.神经代谢药物

心搏骤停后,由于脑缺血缺氧,神经细胞有不同程度的损害,可应用神经代谢药物以减轻损害、恢复功能。常用的药物有 B 族维生素、神经细胞生长因子等。

第二节 呼 吸 支 持

呼吸支持技术主要包括氧气疗法,辅助呼吸,有自主呼吸-使用无创机械通气,无自主呼吸-简易呼吸器、有创机械通气等。

一、氧气疗法

氧气疗法简称氧疗,其目的通过吸入高于空气中氧浓度的不同浓度氧气,使肺泡动脉 PO_2 升高,进而提高动脉 PO_2,最终达到纠正组织缺氧的目的。低氧血症是氧疗的指征

(一)适应证

氧疗适用于所有存在组织缺氧和低氧血症的患者及高危患者。主要适应证:低氧血症、呼吸窘迫、低血压、组织低灌注、低心输出量、代谢性酸中毒、一氧化碳中毒、心跳呼吸骤停。

需要注意的是,对于无明显组织缺氧和低氧血症表现的高危患者,也应考虑氧疗。

(二)常见的不良反应

氧中毒、肺不张、呼吸道分泌物干燥、晶状体后纤维组织增生、呼吸抑制等。

(三)注意事项

1.密切观察氧疗效果

若呼吸困难等症状减轻或缓解,心跳正常或接近正常,血氧饱和度上升则表明氧疗有效,否则应寻找原因,及时进行处理。

2.高浓度供氧不宜时间过长

一般认为吸氧浓度>60%,持续24小时以上,则可能发生氧中毒。

3.慢性阻塞性肺疾病急性加重患者

对于慢性阻塞性肺疾病(chronic obstructive pulmonary diseases,COPD)急性加重患者,给予高浓度吸氧可能导致呼吸抑制使病情恶化,一般应给予控制性吸氧为妥。

4.注意加温和湿化

呼吸道内保持 37 ℃的温度,95%～100%的湿度是黏液纤毛系统正常清除功能的必要条件。故吸入氧应通过湿化瓶和必要的加温装置,以防止吸入干冷的氧气刺激损伤气道黏膜,导致痰干结而影响纤毛的清洁功能。

5.防止污染和导管堵塞

对鼻塞、输氧导管、湿化加温装置、呼吸机管道系统等应经常定时更换和清洗消毒,以防止交叉感染。吸氧导管、鼻塞应随时注意检查有无分泌物堵塞,并及时更换,以保证有效和安全的氧疗。

6.严格执行操作规程

注意用氧安全,切实做好四防:防震、防热、防火、防油;搬动时避免倾倒、撞击;氧气筒应置阴凉处,周围严禁烟火和易燃品,至少距火炉 5 m,暖气 1 m,氧气表及螺旋口勿涂油,也不可用带油的手拧螺旋。

7.氧气开关使用

氧气应先调节好流量后再为患者使用,停氧时应先拔出导管再关闭氧气开关,以免一旦关错开关,大量氧气突然冲入呼吸道而损伤肺部组织。

8.监测用氧过程

观察缺氧状况有无改善,氧气装置有无漏气、是否通畅。用氧患者,应每天更换氧气导管 1~2 次,并由另一侧鼻孔插入,以减少对鼻黏膜的刺激。

9.装备安全

对未用或已用完的氧气筒,应挂"满"或"空"的标志,以便于及时调换氧气筒。

(四)氧疗常用方法及操作要点

1.鼻导管给氧法

(1)用湿棉签清洁鼻腔。

(2)打开流量表,先调节氧流量,后连接鼻导管,将鼻导管用水湿润后,自一侧插入鼻孔即可。

(3)用胶布将鼻导管固定于鼻翼或鼻背及面颊部。

(4)调节流量。缺氧伴有严重 CO_2 潴留者,氧流量 1~2 L/min;无 CO_2 潴留患者,2~4 L/min;心脏病、肺水肿患者,4~6 L/min(成人 2~4 L/min;严重缺氧者,1~6 L/min;小儿 1~2 L/min)。观察吸氧情况并记录吸氧时间。

(5)停用氧气时,先分离鼻导管和接头,后关流量表小开关,取下鼻导管置于弯盘内,清洁面部并去除胶布痕迹,关闭总开关,重开小开关,放余氧,关小开关,记录停氧时间。

2.经鼻高流量吸氧

经鼻高流量吸氧(high flow nasal cannula oxygen therapy,HFNC)是指一种通过高流量(8~80 L/min)鼻塞,持续为患者提供可以调控并相对恒定吸氧浓度(21%~100%)、温度(31~37 ℃)和湿度的高流量吸入气体的治疗方式。

(1)Ⅰ型呼吸衰竭:气体流量初始设置较高,为 30~40 L/min,吸入氧浓度初始设置亦较高,以维持有效氧合,然后根据血氧饱和度调整,后者达 90%~97%较合适,进一步调整需结合动脉血气;温度设置范围为 31~37 ℃,依据患者舒适度和耐受性调节。

（2）Ⅱ型呼吸衰竭：气体流量初始设置较低，为 20～30 L/min；如果动脉 PCO_2 较高，流量设置可升高至 45～55 L/min 或更高，以加强通气效应。吸入氧浓度初始设置较高以保障足够氧合，然后根据监测结果调整血氧饱和度至90%～97%，进一步调整需结合动脉血气；温度设置范围为 31～37 ℃，依据患者的舒适性和耐受性调节。

（3）HFNC 撤离标准：如果达到以下标准即可考虑撤离 HFNC：吸气流量＜20 L/min，且吸入氧浓度＜30%。

3.口罩法

以漏斗代替鼻导管，多用于婴幼儿。将漏斗罩于患儿口鼻处，距离皮肤 1～3 cm。也可用绷带适当固定，以防移动。一般流量 4～5 L/min。

4.面罩法

（1）检查面罩各部功能是否良好。

（2）放上面罩，使之与患者面部密合，以橡皮带固定。

（3）调节流量：一般 3～4 L/min，严重缺氧者 7～8 L/min。

（4）本法适用于无 CO_2 潴留的患者。

二、无创机械通气

无创机械通气是指无须建立人工气道的机械通气方式，将面罩或鼻罩包绕面部或鼻部，并连接呼吸机进行的正压通气，简称经面（鼻）罩无创正压通气。相比于有创机械通气，无创机械通气更符合人体的生理状态，具有损伤小、继发感染机会少、上机和撤机相对容易、操作简便、费用少、适合于长期院外使用等优点。

（一）适应证

无创机械通气可应用于多种疾病所致的呼吸衰竭，但主要是以呼吸肌疲劳为主要诱因的呼吸衰竭。

（二）禁忌证

1.绝对禁忌证

心跳呼吸停止，自主呼吸微弱，昏迷、误吸可能性高，气道保护能力差，合并其他器官功能衰竭，颈、面部创伤或畸形，上气道阻塞，患者极度不配合。

2.相对禁忌证

气道分泌物多、排痰困难；严重的感染、低氧血症、酸中毒、肺大疱、肥胖等；

上腹部需严格胃肠减压;未经治疗的气胸。

(三)注意事项

1.面罩松紧适宜

首先将鼻罩或者面罩带好,并调整好头带的松紧,既不可过紧,让患者有压迫感;也不可以过松,产生漏气。一般是以插入 2 个手指头为宜。

2.更换加湿器内的水

加湿器里装的水每天都需要更换,每次更换的时候要注意不可以超过水位线。在使用过程中,还要注意管道内的冷凝水不可以倒流到湿化器中。

3.先带面罩再开机

有些患者在使用无创呼吸机时,往往会先开机后带面罩,这时候会让患者感觉到气流非常大,不能耐受,就会导致初始无创呼吸机失败。所以,在使用无创呼吸机时,应该先带好面罩,连通好呼吸机管路后再开机送气。

4.合理降低 CO_2

在应用无创呼吸机时,患者的面罩内可能会产生太多的 CO_2,为了促使 CO_2 的排出,需要加大压力差,如提高吸气压等,这样就可以让 CO_2 有效的排出。

(四)操作要点

(1)协助患者取半卧位或坐位。

(2)确认面罩、氧气、呼吸机管路、漏气阀连接正确。

(3)打开呼吸机,确认参数调节正确,呼吸机运转正常。

(4)设置呼吸机处于暂停状态。

(5)妥善固定呼吸机面罩,目前临床上常用 3 根系带固定。面罩固定时以达到不漏气为原则,不要过分用力拉紧系带。固定鼻罩或口鼻面罩时,应避免系带压住患者的眼睛和耳郭。

(6)打开呼吸机,气流稳定后,连接呼吸机面罩。

(7)询问患者主观感受,指导患者平静放松呼吸,闭口呼吸。

(8)确认氧气管道连接正确及氧流量调节适宜。

(9)密切观察患者的神志、生命体征及血氧饱和度。

(10)观察患者应用呼吸机的耐受性和适应性。

三、有创机械通气

有创机械通气是指应用有创的方法(人工气道的建立、气管插管、气管切开等)通过呼吸机进行人工呼吸的方法。有创机械通气的主要目的在于改善氧合功能和通气状况、纠正低氧血症及高碳酸血症,从而减轻患者呼吸耗能,达到对呼吸和循环系统的支持。

(一)适应证

(1)经无创呼吸机治疗后患者病情无改善或仍继续恶化者。

(2)意识障碍,气道保护能力差。

(3)严重的脏器功能不全。

(4)呼吸形式严重异常:如呼吸频率>35 次/分或<8 次/分,呼吸节律异常,自主呼吸微弱或消失。

(5)血气分析提示严重通气和/或氧合障碍:如动脉 PO_2<6.7 kPa(50.0 mmHg),尤其是充分氧疗后仍<6.7 kPa(50.0 mmHg);动脉 PCO_2 进行性升高,pH 进行性下降。

(二)禁忌证

有创机械通气无绝对禁忌证,但是如患者出现下列情况时可能会导致病情加重:气胸及纵隔气肿未行引流,肺大疱和肺囊肿,低血容量性休克未补充血容量,严重弥散性血管内凝血(disseminated intravascular coagulation,DIC)有出血倾向,大咯血、呼吸道积血等肺出血症状,气管-食管瘘,急性心肌梗死合并严重心源性休克或心律失常者等。但在出现致命性通气和氧合障碍时,应积极处理原发病,同时不失时机地应用机械通气。

(三)注意事项

1.预防气压伤和容积伤

机械通气时,如气道压力过高或潮气量过大及患者肺部顺应性差等,易发生肺部气压伤。为预防肺部气压伤,可采用小潮气量通气方式。

2.及时发现通气过度现象

潮气量过大、呼吸频率太快可造成通气过度,短期内排出大量 CO_2,可导致动脉 PCO_2 骤降和呼吸性碱中毒。

3.及时纠正通气不足

管道漏气或阻塞均可造成潮气量下降,肺部顺应性下降的患者,如使用潮气量偏小,可造成通气不足;自主呼吸与呼吸机对抗时,通气量也下降。

4.预防呼吸机相关性肺部感染

呼吸机的应用,原有的肺部感染可加重或继发肺部感染,这与气管插管或切开后,上呼吸道失去应有的防卫机制、口腔卫生状况差、气道湿化不足、气囊压力不足致上气道分泌物下移至下呼吸道等多种因素相关。应尽量去除上述危险因素。

5.避免患者产生呼吸机依赖

为避免患者产生呼吸机依赖,及时降低呼吸机参数,根据患者情况及时调整支持水平、营养支持,机械通气期间也可以进行肺康复。患者肺部感染控制的前提下,可考虑尽早终止有创机械通气,必要时给予无创机械通气序贯治疗。

(四)操作要点

(1)根据患者的病情明确是否有有创机械通气的指征。

(2)判断是否有机械通气的相对禁忌证,并进行必要的处理。

(3)根据患者的病情选择控制呼吸或辅助呼吸的方式。

(4)确定机械通气方式。

(5)潮气量(tidal volume,VT)和通气频率(frequency,f):成人预设的 VT,一般为 5～15 mL/kg,f 为 15～25 次/分,将 VT 和 f 一起考虑是合理的,因 VT×f= V_{min}(每分钟通气量)。预设 V_{min} 需考虑患者的通气需要和动脉 PCO_2 的目标水平。

(6)吸气时间或吸呼气时间比:正常吸,呼时间比通常设置为 1:(1.5～2.5),平均 1:2。

(7)吸气流速:只有定容型通气模式才需要和可以设置吸气流速。临床上常用的吸气流速,成人为 40～100 L/min,平均约 60 L/min;婴儿为 4～10 L/min。

(8)设定吸入氧浓度:一般从 30%～40%开始,根据患者的动脉 PO_2 的变化渐增加。长时间通气时不超过 50%。

(9)设定呼气末正压:当吸入氧浓度＞0.6 而动脉 PO_2 仍＜8.0 kPa(60 mmHg),应加用呼气末正压,并将吸入氧浓度降至 50%以下。呼气末正压的调节原则为从小渐增。

(10)确定报警限:不同呼吸机的报警参数不同,参照说明书调节。气道压力限制一般调在维持正压通气峰压之上 0.5～1.0 kPa(5.0～10.0 cmH_2O),一般设置在 3.9 kPa(40.0 cmH_2O)。

(11)调节湿化器温度:一般湿化器的温度应调至 34～36 ℃。

(12)调节同步触发灵敏度:根据患者病情决定是否需要患者触发。对于需要触发呼吸的患者,一般将触发灵敏度设置在 2 L/min。

(13)调节好参数后,连接患者,开始机械通气。

(14)如果发生报警,首先检查患者及呼吸机功能,然后再根据呼吸机提示对各参数值进行调整。

四、呼吸机的应用

呼吸机以预先设置的呼吸参数向患者呼吸道通气,并接受反馈信息进行自动监测和调控以改善肺泡通气与氧合作用,达到解除缺氧和 CO_2 潴留的目的。

(一)适应证

(1)通气不足造成的低氧血症。

(2)呼吸、心搏骤停及心肺复苏术后。

(3)任何原因引起的自主呼吸障碍,如感染性多发性神经根炎、脊髓灰质炎、延髓麻痹等。

(4)严重胸廓损伤、大手术后,尤其是开胸手术、体外循环、心脏植入手术后。

(5)颅内高压需进行过度通气治疗时。

(6)其他需用大剂量镇静剂方能控制的抽搐,如癫痫持续状态、子痫、破伤风等。

(7)呼吸机也可用于预防性通气治疗,即在开胸手术后、败血症、休克、严重外伤情况下,估计患者在短时间内有发生呼吸功能不全可能时,可预防性应用呼吸机治疗。

(二)禁忌证

呼吸机应用没有绝对的禁忌证,只有相对禁忌证如下。

(1)肺大疱及张力性气胸未做闭式引流前。

(2)支气管异物取出之前。

(3)严重肺出血。

(4)缺血性心脏病及充血性心力衰竭

(三)注意事项

(1)使用呼吸机前,必须熟悉各种呼吸机的原理、性能、操作程序及对人体的影响。

(2)注意呼吸机附件的消毒,以防交叉感染。

(3)要严密观察通气与压力的变化,如有变化及时处理。

(4)保持呼吸道通畅,及时吸痰,吸入气体要加温湿化,根据肺部病变的程度及痰液的黏稠度,每天雾化吸入 1～2 次。

(5)定期做血气分析,了解通气情况及疗效。

(6)撤机指征:神志清、自主呼吸恢复平稳,呼吸频率 25 次/分钟左右。缺氧

及 CO_2 潴留基本纠正,动脉 $PO_2 > 8.0$ kPa(60 mmHg),动脉 $PCO_2 < 7.5$ kPa(55 mmHg)。撤机前应逐渐降低通气量及通气压力或用间歇控制性通气。撤机后应给予低流量持续性吸氧,密切观察病情、呼吸频率及深度、血气监测,如果停用呼吸机后患者再度出现呼吸困难、发绀或神志恍惚,应立即恢复机械通气。

(四)操作要点

(1)根据呼吸机的种类不同按照说明书安装,将湿化器安装在湿化器架上,倒无菌蒸馏水调至所需刻度,呼吸机管道按照送气、呼气的顺序连接好并接好温度传感器和呼气末 CO_2 浓度探头。

(2)连接好呼吸机主机、空气压缩泵、湿化器电源并开机。

(3)连接好氧气及压缩空气。

(4)根据病情调节好呼吸机参数,确定各报警限。

(5)调节湿化器温度值,试机并确认呼吸机工作状态。

(6)将呼吸机与已经建立的人工气道连接,开始机械通气,随时监测患者心率、心律、血压、血氧饱和度、VT、分钟通气量、呼吸频率及气道压等变化。

(7)听诊双肺呼吸音,检查通气效果,30分钟后行血气分析并根据结果做必要的通气参数调整。

五、俯卧位通气

俯卧位通气是通过翻身床、翻身器械或采用人工徒手方法使患者在俯卧位进行机械通气的方法。俯卧位通气能改善急性呼吸窘迫综合征患者肺部病变的不均一性,改善通气/血流比例,减少肺内分流,减少心脏对肺的压迫,纠正低氧血症。

(一)适应证

(1)经积极肺复张和适当的呼气终末正压治疗后,仍不能纠正严重低氧血症的急性呼吸窘迫综合征患者,俯卧位可作为救援措施。

(2)需要体位引流的肺部感染、支气管扩张等患者。

(二)禁忌证

急性呼吸窘迫综合征患者存在威胁生命的严重低氧血症,行俯卧位通气无绝对禁忌证,出现下列情况时应谨慎使用。

(1)血流动力学不稳定。

(2)颅内压增高。

（3）急性出血性疾病。

（4）颈椎等脊柱损伤和骨科手术。

（5）颜面部创伤和手术后。

（6）近期腹部手术需要限制体位者。

（7）妊娠。

（8）不能耐受俯卧位等情况。

（三）注意事项

（1）俯卧位通气时需要增加镇静药物剂量，需根据镇静目标进行调整。

（2）俯卧位通气时加强了气道分泌物的引流，应注意气道管理，避免气道堵塞。

（3）在俯卧位通气实施过程中应密切关注各种导管的位置，防止气管插管脱出或各种管道的脱出导致非常严重的后果，并保持各导管的通畅。

（4）俯卧位通气一般对血流动力学无明显影响，但仍需要医师在床边密切监测患者的血压、心率、呼吸、CVP、肺动脉楔压等变化。

（5）改变体位过程中应夹闭胸腹腔引流管、尿管等各种引流管道，防止反流、连接管道脱开，甚至脱出。

（6）衬垫应柔软，垫在患者双肩部、胸部、髂骨处，尽可能使患者胸腹部悬空，避免呼吸运动受限。

（7）俯卧位通气的时机应结合急性呼吸窘迫综合征的病理变化过程，一般病变早期俯卧位通气效果好，当病理改变进入显著纤维化期，俯卧位也难以明显改善氧合。因此，重度急性呼吸窘迫综合征患者应尽早行俯卧位通气。

（8）俯卧位持续时间：目前通常根据患者氧合改善的情况来决定俯卧位持续时间的长短，当患者氧合不能进一步改善时应改变体位。对急性呼吸窘迫综合征早期顽固性低氧血症患者给予常规机械通气不能改善氧合情况下，给予每天2小时以上的俯卧位通气，可能改善患者氧合。

（9）俯卧位时氧合明显改善，转为仰卧位后氧合又恶化的患者，应再次进行俯卧位通气。

（10）急性呼吸窘迫综合征病因影响俯卧位通气的效果。肺外源性急性呼吸窘迫综合征对俯卧位反应好，俯卧位时间短；肺内源性急性呼吸窘迫综合征患者对俯卧位反应差，俯卧位时间应适当延长。

(四)操作要点

1.操作前准备

充分气道内吸引,维持合适的血容量状态,适当镇静,准备置于头面部、肩胸部、髂部、膝部和骨隆等突出部位的衬垫。

2.位置与分工

第一人位于床头、呼吸机旁,负责发出口令,指挥整个翻身过程的进行,负责呼吸机管路、胃管和头部的安置。第二人位于左侧床头,负责监护仪导联线、颈内及锁骨下动静脉置管。第三人位于左侧床尾,负责导尿管、股动静脉置管、输液管道。第四人位于右侧床头,负责动静脉置管、胸腔闭式引流或腹腔引流管。第五人位于右侧床尾,负责衬垫放置及其他设备(骨牵引等)。人员分配情况根据患者的病情及身体上的管路确定。

3.操作步骤

第一人发出口令,其余四人同时将患者托起,先移向床的一侧,然后将患者转为侧卧,再在患者双肩部、胸部、髂骨、膝部、小腿部及骨隆突处垫上柔软的衬垫或敷料,并使患者的腹部不接触床面,每1~2小时更换敷料。

4.翻身后处理

头部垫软枕,也可垫马蹄形枕头,使颜面部悬空,避免气管插管受压。尽可能使患者胸腹部悬空,避免呼吸运动受限,患者的双手可平行置于身体的两侧或头的两侧。

5.结束俯卧位通气

俯卧位通气结束后,先由第一人安排人员管理好患者的管路,并发出口令,其余人员同时将患者托起,先移向床的一侧,然后将患者转为侧卧位,撤除床垫上的敷料及软枕,整理好床铺,然后将患者摆放至需要的体位。俯卧位通气治疗结束后,积极气道管理。

6.终止俯卧位的标准

(1)氧合继续恶化。

(2)恶性心律失常。

(3)经积极处理,循环仍不稳定。

(4)压疮面积扩大。

(5)颜面部水肿明显。

六、体外膜肺氧合系统

体外膜肺氧合(extracorporeal membrane oxygenation,ECMO)是将血液从

体内引到体外,经膜肺氧合后再用血泵或体外循环机将血液灌入体内的生命支持技术,对一些呼吸或循环衰竭的患者进行有效的支持,可使心肺得到充分休息,为心功能和肺功能的恢复赢得时机。体外膜肺氧合基本设备包括人工膜肺、人工血泵及连接循环管路等。

(一)适应证

(1)可逆性呼吸衰竭患者,如严重心肺外伤、吸入性肺损伤、重症肺炎、误吸、感染等造成的呼吸功能不全。

(2)心胸外科的心肺支持、心肺移植过渡、呼吸窘迫综合征的救治。

(3)婴幼儿的室上性心动过速、重症心脏介入手术、先天性膈疝及多器官功能衰竭等多种病症。

(4)1周内心脏功能衰竭可能恢复的各种年龄患者的循环支持。

(二)禁忌证

(1)严重的肺纤维化或其他不可治愈的肺部疾病、坏死性肺炎、高氧浓度机械通气1周以上造成不可逆肺损伤。

(2)出血或有出血倾向的患者。

(3)严重的先天性肺、膈肌发育不良。

(4)合并心肺以外其他重要脏器功能不全,如肝肾功能不全、中枢神经损伤。

(5)体重<200 g,或胎龄不足32周的新生儿。

(三)注意事项

1.开始阶段

(1)安装ECMO前,医护人员应充分做好准备工作。组成医护小组,制定诊疗护理计划。由于体外膜肺氧合支持时间长,患者身上的管路比较多,多脏器衰竭导致抵抗力低下,为预防感染,患者应安排在单间内,安装前对房间进行消毒。

(2)安装进行时,应适量给予患者镇静、止痛、肌肉松弛药,减轻疼痛给患者带来的痛苦。患者采取仰卧位,头部抬高35°,减少脑部充血。

(3)插管过程中护士应密切监测生命体征的变化,准备好各种抢救药品和设备。插管完成后,可通过X线确定插管位置是否合适。

(4)ECMO运行后,护士应严密观察患者心率、心律、血压、CVP、肺动脉压、动脉血气、电解质等的变化。每小时记录出入量,保持液体平衡,避免发生水电解质紊乱。常规检测血气、血生化、血常规、胶体渗透压。配合医师调节辅助流量,直到循环稳定,酸碱电解质恢复平衡,使 ECMO 进入支持阶段。

2.支持阶段

(1)连续监测患者生命体征和循环功能:①严密观察患者意识、心率、血压、脉搏、呼吸的变化。所有患者均有颈静脉穿刺、桡动脉有创血压、CVP、平均动脉压、左房压等。平均动脉压是反应机体主要脏器和组织血液供应的重要指标,要求平均动脉压维持在 6.7~8.0 kPa(50~60 mmHg),CVP 维持在 0.5~1.2 kPa(5~12 cmH$_2$O)。应保持各监测管道通畅,动脉压力换能器要及时调整零点,保证监测数据的准确性。②如发生心律失常,应及时做床旁 12 导联心电图,分析诱因,积极治疗,及时纠正心律失常。③连续监测混合静脉血氧饱和度,使其维持在 65%~75%,该数据综合反映了血液气体交换、组织循环状态和氧利用情况,是 ECMO 效果及其稳定性的重要保障。

(2)ECMO 参数的设置与护理:①初始流量设置为 120 mL/(kg·min),只有达到此流量时,心脏才能处于休息状态。患者病情稳定后,根据心肺功能的恢复情况逐渐减流速。②护士应认真记录 ECMO 参数设定数据及各种特护记录,密切观察 ECMO 治疗前后血流动力学及氧代谢指标的变化。③持续监测 ECMO 血流量,保持转流速度和流量的稳定。如同一转速下流量减少,可能为血栓形成、管道移位;如膜肺出端血液颜色暗红,则表明氧合不良,应及时通知医师给予处理。④观察氧合器前后压力,泵前负压压力不超过-4.0 kPa(30 mmHg),氧合器后正压不超过40.0 kPa(300 mmHg),如果压力过高检查是否有血凝块,必要时更换氧合器。此外体外膜肺氧合中肺膜可出现血浆渗漏,严重时也应及时更换膜肺。

(3)严防管道移位和脱落,导致空气栓塞和出血。

(4)ECMO 治疗过程中要使用肝素抗凝,避免出血、血栓及栓塞形成。

(5)加强对体温和尿量的监测。

(6)严格无菌操作,定期更换穿刺处敷贴及监测管道,预防感染发生。

(7)协助患者进行活动及保持干燥、清洁的环境,防止压疮的出现。

(四)操作要点

1.中心静脉-动脉转流

中心静脉-动脉转流是目前最常使用的方法。通过颈内静脉插管至右心房,将静脉血引流到氧合器,氧合血通过颈动脉插管至主动脉弓输入体内。此法可降低肺动脉压力,对人工呼吸的依赖性小,适用于严重的呼吸衰竭的患者。其缺点:①血流非搏动灌注成分多,不易维持血流动力学的稳定性;②插管、拔管操作较复杂,特别是拔管后结扎一侧颈部血管,对今后的脑发育有潜在的危险。

2.外周静脉-动脉转流

外周静脉-动脉转流从股静脉插管至右心房,将静脉血引流到氧合器中,氧合血经泵管再从股动脉注入体内。此法可将80%的回心血流引至氧合器,从而降低肺动脉压和心脏前负荷。其缺点:①因从股动脉逆行灌注,冠状动脉和脑组织有可能得不到充足的血液供应;②因肺循环血流骤然减少,造成肺血淤滞,可增加肺部炎症和血栓形成的危险;③血流非搏动灌注成分多,不易维持稳定的血流动力学。

3.外周静脉-右室转流

外周静脉-右室转流从股静脉插管至下腔的近心端或右心房,引出的血液经氧合后输入颈内静脉。此法不能提供充分的氧合,不能有效地降低心脏的前负荷,机械通气同时需要较高的吸入氧浓度才能维持机体的氧供,适用于无心功能不全的呼吸衰竭患者。主要缺点是对心功能无辅助作用,新生儿重症呼吸衰竭时不宜使用。

4.ECMO 的撤除

ECMO撤除前需要对患者的情况进行综合评价。通过调整ECMO有关通气和循环参数、呼吸机通气参数,了解患者肺的气体交换能力,以确定是否可以撤除ECMO和拔除插管。当ECMO循环流量仅为患者血流量的10%～25%,并能维持正常代谢,胸部X线检查显示清晰,肺顺应性改善,机械通气达到吸入氧浓度<50%,呼吸末正压<0.6 kPa(4.5 mmHg),血气和电解质正常,血流动力学稳定,血管活性药物剂量较小,可考虑停止体外膜肺氧合。如患者终止体外膜肺氧合1～3小时内情况稳定,即可拔除循环管道。当患者发生不可逆脑损伤、其他器官衰竭、顽固性出血、肺部出现不可逆损伤均可终止ECMO。

第三节　循　环　支　持

循环支持是指心脏功能不全不能维持机体组织器官的血液供应时,通过人工机械手段对循环功能进行加强、分担、辅助的方式。循环功能支持的目的在于:①恢复心脏泵的正常功能;②减轻心脏负荷,改善心肌氧供,为受损伤的心肌修复创造条件;③补充自身循环功能不足,改善组织器官的血流灌注,避免组织器官发生不可逆损伤。主要辅助循环技术:主动脉内球囊反搏术、心脏电复律等。

一、主动脉内球囊反搏术

主动脉内球囊反搏术多用于经药物治疗无法改善的心源性休克或心脏手术后无法脱离体外循环支持的危重患者。它是通过一段时间临时性的辅助使心脏功能改善,或为终末期心脏病患者行心脏移植术赢得准备的时间,是临床应用比较广泛和有效的一种机械循环辅助装置。

(一)适应证

(1)急性心肌梗死并发心源性休克、急性二尖瓣关闭不全、室间隔穿孔。

(2)药物治疗难以控制的不稳定型心绞痛。

(3)难治性心力衰竭。

(4)冠状动脉介入治疗过程中支持治疗。

(5)冠状动脉旁路手术和术后支持治疗、心脏外科术后低心输出量综合征、心脏移植前后的辅助治疗。

(6)人工心脏的过渡治疗。

(二)禁忌证

(1)主动脉瓣关闭不全。

(2)主动脉夹层。

(3)脑出血或不可逆性的脑损害。

(4)心脏病或其他疾病的终末期。

(5)严重的凝血机制障碍。

(6)心脏停搏、心室纤颤、严重低血压等。

(三)注意事项

1.选择合适的触发方式

触发是指使放置在主动脉内的气囊进行充气和放气切换的信号。常用的触发方式:心电图触发方式、压力触发方式、起搏状态触发方式、内部强制触发方式。

2.选择正确的充放气时相

在反搏过程中,适当的时相转换可以使主动脉内气囊在每个心动周期中的充气和放气协调地相互交替发生作用。

3.选择合适的反搏比例

仪器可供选择的比例有 1∶1、1∶2、1∶3 等。选择 1∶1 时辅助力度最大。

撤离主动脉内球囊反搏前,可逐步减少主动脉内气囊反搏的辅助比例,从 1:1 减少到 1:2,最终到 1:4。

(四)操作要点

反搏机器种类不同,操作规程也不同。应用前要仔细阅读说明书,熟练掌握其性能及操作规程。这里讲反搏机器的一般操作规程。

1.监测动脉压及波形

可通过桡动脉穿刺,应用双腔气囊导管者可通过导管测压,观察动脉压力波形变化,根据动脉波形调整反搏时相。

2.连接心电图

选择 R 波高尖、T 波低平的导联,触发反搏,并观察心率、心律变化。

3.调整反搏时相

调整反搏时相,使气囊在舒张期相当于重搏波切迹处充气,使舒张压高于收缩压,在心脏收缩期前排气,使舒张末压比对照值低 $0.7\sim1.3$ kPa($5\sim10$ mmHg)。调整好反搏时相非常重要,它是获得最佳辅助效果的关键;否则,会降低辅助效果,甚至有害。充气过早,主动脉瓣尚未关闭,阻碍心室排空,可加重心脏负担;充气过迟,减少舒张压升高时间,减少冠状动脉血流的增加,辅助效果降低。排气过早亦可使辅助效果减低;排气过迟,左心室收缩时气囊尚未排气,增加心脏射血阻力,增加心肌耗氧量。

4.其他事项

(1)操作者应熟悉机器性能及操作,密切注意血流动力学变化及辅助效果,分析动脉压力曲线是否达到最佳辅助效果,根据病情变化及心率快慢随时调整。

(2)气囊材料由血液相容性好的聚氨酯制成,所以抗凝要求不严格,血栓形成多由于停搏所致。术后心包、纵隔引流管未拔,渗血多,可暂时不用抗凝药。术前应用或术后渗血少者,可予肝素 $0.5\sim1.0$ mg/kg,每 $4\sim6$ 小时静脉注射 1 次,使全血凝固时间维持在 $150\sim200$ 秒。

二、心脏电复律

心脏电复律又称为心脏电除颤,是指应用高能电脉冲直接或经胸壁间接作用于心脏,终止快速性心律失常,使之转复为窦性心律的一种电治疗方法。其原理是使高能量脉冲电流瞬间通过心脏,使所有心肌纤维同时去极化,从而消除折返激动,终止异位心律,使心脏自律性最高的起搏点(窦房结)重新恢复正常起搏功能而主导心脏节律。

(一)适应证

(1)心室纤颤和心室扑动是电复律的绝对指征。

(2)心房颤动和心房扑动伴血流动力学障碍者。

(3)药物及其他方法治疗无效或有严重血流动力学障碍的阵发性室上性心动过速、室性心动过速、预激综合征伴快速心律失常者。

(二)禁忌证

(1)病史多年,心脏(尤其是左心房)明显增大及心房内有新鲜血栓形成或近3个月有栓塞史。

(2)伴高度或完全性房室传导阻滞的心房颤动或心房扑动。

(3)伴病态窦房结综合征的异位性快速心律失常。

(4)有洋地黄中毒、低钾血症时,暂不宜心脏电复律。

(三)注意事项

(1)在行电复律治疗时,去除患者身上所有金属物品;任何人不能接触患者及床沿,施术者不要接触盐水纱布或将导电糊涂在电极板以外的区域,以免遭电击。

(2)尽量使电极板与皮肤接触良好,并用力按紧,在放电结束前不能松动,此有利于电复律成功。

(3)电复律时,应保持呼吸道通畅,呼吸停止者应持续人工呼吸和胸外心脏按压,必须中断时,时间不应超过5秒。

(4)电复律电能一般自150~200 J开始,电复律最大能量可用至360 J;胸内电复律,可自10~20 J若未成功,每次再增加10 J,但不能>60 J。

(5)对于心室扑动或心室纤颤的患者来说,电复律仅是心肺复苏的一部分,其后应继续按心肺复苏进行处理。

(6)除颤完毕,应将2个电极板上的导电糊擦净,防止其干涸后使电极板表面不平,影响下次使用,易造成患者皮肤烧伤。

(7)操作时禁忌手带湿操作,可戴塑胶手套绝缘。

(8)禁忌电极板对空放电,以及电极板面对面放电。

(9)操作结束检查设备性能是否完好,按时充电,使其处于备用状态。

(四)操作要点

(1)备齐用物至床旁,打开电源;将患者仰卧在木板床上,松解衣扣,暴露胸部,建立心电监护。

（2）通过心电监护或心电图判断患者心律失常的类型,是否存在心室扑动或心室纤颤。

（3）选择按钮置于"非同步",电极板上涂导电糊或裹4层盐水纱布,选择合适的能量。

（4）按下"充电"按钮,将电复律器充电到所需水平。

（5）安放电极板:经胸壁电复律法,2个电极板分别放在胸骨右缘第二肋间和左侧腋前线第五肋间平剑突水平(即心尖部),两电极板之间距离不应<10 cm,与皮肤紧密接触并有一定的压力;直接行胸内电复律时,将用温水纱布包好的电极板轻压于心脏的两侧或前后。

（6）大声嘱其他人员离开患者、病床;双手用力使电极板紧压皮肤,两拇指同时按紧电极手柄上的"放电"按钮,两电极板同时放电。

（7）放电后心脏听诊或立即通过心电监护仪观察心电活动,确定电复律是否成功,并决定是否再次进行电复律;如果心室扑动或心室纤颤持续出现,立即重新充电,重复电复律。

（8）电复律完毕,关闭电源,擦干电极板放回原处备用。

（9）整理与记录:清洁患者皮肤,穿衣、盖被,安置患者于舒适的体位;记录除颤次数、能量、效果,记录、比较电复律前后的心电图变化,以供参考。

三、连续性肾脏代替治疗

连续性肾脏代替治疗(continuous renal replacement therapy,CRRT)是采用每天连续24小时或接近24小时的一种长时间、连续的体外血液净化疗法以替代受损的肾功能,以缓慢而持续的治疗方式达到移除水分及毒素的目的,可同时兼顾血流动力学稳定、体液平衡及营养的补充,已经逐渐成为重症透析治疗的主流方式,甚至成为多器官衰竭时的辅助支持治疗。

目前重症患者常使用的CRRT治疗技术包括连续性静脉-静脉血液滤过、连续性静脉-静脉血液透析、连续性静脉-静脉血液透析滤过、缓慢持续超滤、高容量血液滤过、血液灌流、血浆置换等。对于病情复杂的重症患者,可能联合使用2种或2种以上的肾脏代替治疗技术。

(一)适应证

1.典型适应证
具有下列情况之一且合并血流动力学不稳或颅内压升高者。

(1)对药物治疗无充分反应的高钾血症。

(2)对药物治疗无充分反应的严重代谢性酸中毒。

(3)对利尿剂无充分反应的体液容积过载。

(4)少尿或无尿。

(5)尿毒症并发症。

(6)某些药物中毒。

2.可能适应证

发生急性肾损伤的重症患者,如存在下列问题之一,可考虑施行CRRT。

(1)血流动力学不稳定。

(2)体液失衡。

(3)分解代谢状态加重(如横纹肌溶解)。

(4)败血症。

(5)颅内压升高。

(6)电解质失衡。

(7)其他可因施行CRRT获益的临床情况。

(二)禁忌证

(1)患者或其代理人拒绝接受CRRT。

(2)无法建立适当血管通路。

(3)缺乏施行CRRT的设备,或不具备经适当培训的人员。

(4)专家们认为临床判断上不适合施行CRRT,或施行CRRT可能无益甚至有害时(如病况经分析为末期),可视为相对禁忌。

(三)注意事项

1.CRRT的起始时机

根据目前的临床照护指南及专家共识,对于开始施行CRRT的时机,并无明确建议。但临床医师需要判断重症患者的代谢或体液平衡需求,一旦出现危及生命的容量、电解质和酸碱平衡等异常,即应紧急行CRRT治疗,危重症患者伴有急性肾损伤应早期进行CRRT治疗,液体超负荷是开始CRRT治疗的重要指标之一,当累积的体液超过机体质量10%时定义为液体超负荷,具体CRRT的起始时机,见表2-1。

表 2-1　CRRT 起始时机标准

指针	具体指标	代替治疗
代谢异常	血尿素氮＞27 mmol/L 或每天升高＞10.1 mmol/L 血钾＞6.5 mmol/L 血钠＞160 mmol/L 血钠＜115 mmol/L	
酸中毒	pH＜7.5 或每天 HCO_3^- 下降＞2.0 mmol/L	符合 1 项即可开始 CRRT 治疗
少尿/无尿	非梗阻性少尿(尿量＜200 mL/12 h) 无尿(尿量＜50 mL/72 h)	符合 2 项即可开始 CRRT 治疗
容量超负荷	利尿剂无反应的水肿(尤其肺水肿)	
怀疑累及相关终末器官	心内膜炎、脑病、神经系统病变或肌病	

2.CRRT 的透析液和置换液选择

(1)碳酸氢盐配方:碳酸氢盐配方直接提供 HCO_3^-,但 HCO_3^- 易分解,须现配现用。由于钙离子和碳酸氢根易发生结晶,故钙溶液不可加入碳酸氢盐缓冲液中。重症患者常伴肝功能不全或组织缺氧而存在高乳酸血症(乳酸＞5 mmol/L),宜选用碳酸氢盐配方。研究证明,碳酸氢盐配方具有心血管事件发生率较低的优点。

(2)乳酸盐配方:乳酸盐配方经肝脏代谢产生 HCO_3^-,间接补充肾脏替代治疗过程中丢失的 HCO_3^-。仅适用于肝功能正常患者。正常肝脏代谢乳酸能力为 100 mmol/L,故在高流量血液滤过时,乳酸盐配方仍可能导致高乳酸血症,干扰乳酸监测对患者组织灌注评估的准确性。

(3)枸橼酸盐配方:枸橼酸盐配方经肝脏代谢产生 HCO_3^-,间接补充肾脏替代治疗过程中丢失的 HCO_3^-。用于高出血风险患者的肾脏替代治疗。

3.CRRT 回路管预充

CRRT 的整套回路管必须先用加有肝素的生理盐水预充,才可以开始治疗,常采用 5 000～10 000 U/L 肝素生理盐水对血液管路、滤器、置换液管路和超滤液管路进行充分预冲,以降低凝血风险及气体栓塞形成。

4.CRRT 的处方

考虑患者的状况及临床需求,完整的 CRRT 处方内容应包括治疗模式、血流速率、置换液类型与速率、透析液类型与速率、抗凝剂类型与剂量、脱水目标。

5.CRRT 的并发症

(1)导管最常见的并发症是出血或感染,需密切监控伤口,必要时尽速拔管。

(2)回路主要的问题是凝血,只能更换管路,但是过滤器反复凝血时,要考虑其他影响因素,包括导管与静脉血流的通畅度、抗凝剂的剂量及发生滤过分数是否过高。

(3)低体温是 CRRT 十分常见的并发症,可能掩盖患者正在发热的事实,要小心评估。脱水速度太快容易造成低血压,使用不含葡萄糖、钾离子及磷离子的置换液容易发生电解质紊乱与低血糖,需密切监测并补充,营养与药物的流失程度与治疗剂量成正比,需适当额外补充。

6.血管通路

为了提升透析导管放置的成功率,同时避免造成血胸、气胸或动脉穿刺,应该使用超声引导进行导管放置。优先选择大口径的导管,放置于中央静脉中,以维持血流通畅。为了使导管的尖端能处于大静脉管腔中,右侧颈内静脉导管的最佳长度应介于 12～15 cm,左侧颈内静脉导管长度应介于 15～20 cm,股静脉导管长度则应介于 19～24 cm。血管选择的优先级为第 1 顺位:右侧颈内静脉;第 2 顺位:股静脉;第 3 顺位:左侧颈内静脉;第 4 顺位:锁骨下静脉,优先选择优势手那一侧。

7.预防滤过器和/或外循环回路凝血

CRRT 最大的挑战是维持治疗持续进行,以达到理想治疗剂量。适当抗凝,维持循环回路通畅,及时处理警讯,排除障碍,缩短血流停止与治疗停滞的时间,以保障血液过滤器与外循环回路的通畅。

(四)操作要点

1.治疗前

治疗前需评估患者病情、意识、生命体征、血管通路、最新的血气及生化等检验结果、出入液体量、药物治疗情况、输液速度、合作程度等。

2.治疗时

根据患者病情每天床边连续替代治疗 8～12 小时,输入 2～4 个循环置换液,以保证治疗基本在日间完成(日间连续性肾脏替代治疗)。该方法具有以下优点:①夜间可获足够休息,减少人力消耗;②各种药物治疗、肠内及肠外营养液主要集中在日间进行,需要在日间清除较多的容量负荷;③间断性治疗使管道和滤器可以重复使用,减轻滤器凝血,增加吸附和对流清除效能,延长使用时间,减少医疗费用;④超滤量应根据病情设定。对于严重高分解代谢的患者可以增加置换液量和超滤量,如仍不能较好控制,则需 24 小时连续进行,或者在滤过基础上,每天加做透析或透析滤过。

3.终止 CRRT

(1)当患者的血流动力学状况稳定,可以考虑停用 CRRT,转换到持续低效每天透析或间歇性血液透析治疗。

(2)如果肾功能已经恢复到适当水平,例如,未使用利尿剂时尿量>400 mL/d 或使用利尿剂时尿量>2 300 mL/d,可考虑中止 CRRT。

(3)患者的病情恶化,继续施行 CRRT 对患者可能无益,甚至有害时,也可以考虑中止 CRRT。

第四节　营　养　支　持

营养支持指经胃肠外或胃肠内途径补充患者所需的营养素。营养支持的内容均系中小分子营养素,包括平衡的多种氨基酸、脂肪、糖类、平衡的多种维生素和微量元素等,分为肠外营养(parenteral mutrition,PN)和肠内营养(enteral nutrition,EN)。机体的正常代谢及良好的营养状况是维持正常生命活动的重要保证。

对 ICU 患者来说,营养供给时应考虑到危重机体的器官功能、代谢状态及其对补充营养底物的代谢、利用能力。在肝肾功能受损情况下,营养底物的代谢与排泄均受到限制,供给量超过机体代谢负荷,将加重代谢紊乱与脏器功能损害。肥胖的重症患者应根据其理想体重计算所需能量。对于病程较长、合并感染和创伤的重症患者,病情稳定后的能量补充需要适当增加,目标喂养可达125.5～146.4 kJ,否则将难以纠正患者的低蛋白血症。

对于住院患者在选择合适的营养支持方式前首先需进行营养风险筛查。中华医学会肠外肠内营养学分会推荐在住院患者中使用 NRS 2002 作为营养筛查的首选工具,NRS 2002 由初步筛查(表 2-2)和最终筛查(表 2-3)两部分组成。对于下列所有 NRS 评分≥3 分的患者应制订营养支持计划,包括以下情况:①严重营养状态受损(≥3 分);②严重疾病(≥3 分);③中度营养状态受损+轻度疾病(2+1 分);④轻度营养状态受损+中度疾病(1+2 分)。

表 2-2　NRS 2002 初步筛查

筛查项目	是	否	筛查项目	是	否
1 体质指数＜20.5(18.5)?			3 患者在过去的 1 周内有摄食减少吗?		
2 患者在过去 3 个月有体重下降吗?			4 患者有严重疾病吗?（如 ICU 治疗）?		

表 2-3　NRS2002 最终筛查

评分项目	0 分	1 分	2 分	3 分
营养状态受损评分	正常营养状态:体质指数≥18.5,近1~3 个月体重无变化,近 1 周摄食量无变化	3 个月内体重丢失＞5%或食物摄入比正常需要量低25%~50%	一般情况差或2 个月内体重丢失＞5%或食物摄入比正常需要量低50%~75%	体质指数＜18.5,且一般情况差或 1 个月内体重丢失＞5%（或 3 个月体重下降 15%）或者前 1 周食物摄入比正常需要量低75%~100%
疾病严重程度评分	正常营养需要量	需要量轻度提高:髋关节骨折,慢性疾病有急性并发症者:肝硬化,COPD,血液透析,糖尿病,一般肿瘤患者	需要量中度增加:腹部大手术,脑卒中,重度肺炎,血液恶性肿瘤	需要量明显增加:颅脑损伤,骨髓移植,急性生理与慢性健康评分＞10 分的 ICU 患者
年龄评分	18~69 岁	≥70 岁		

一、肠外营养支持

PN 是从静脉内供给营养作为手术前后及危重患者的营养支持,全部营养从肠外供给称全胃肠外营养(total parenteral nutrition,TPN)。肠外营养的途径有周围静脉营养和中心静脉营养。PN 是经静脉途径供应患者所需要的营养要素,包括热量(碳水化合物、脂肪乳剂)、必需和非必需氨基酸、维生素、电解质及微量元素。PN 分为完全肠外营养和部分补充肠外营养。目的是使患者在无法正常进食的状况下仍可以维持营养状况、体重增加和创伤愈合。静脉输注途径和输注技术是 PN 的必要保证。

(一)适应证

PN 的基本适应证是胃肠道功能障碍或衰竭者,也包括需家庭肠外营养支持者。

1.胃肠道吸收功能障碍

短肠综合征:广泛小肠切除范围＞80％;小肠疾病:免疫系统疾病、肠缺血、多发肠瘘;放射性肠炎,严重腹泻、顽固性呕吐＞7 天。

2.重症胰腺炎

先输液抢救休克或 MODS,待生命体征平稳后,若肠麻痹未消除、无法完全耐受 EN,则属 PN 适应证。

3.高分解代谢状态

大面积烧伤、严重复合伤、感染等。

4.严重营养不良

蛋白质-热量缺乏型营养不良常伴胃肠功能障碍,无法耐受 EN。

5.大手术、创伤的围术期

营养支持对营养状态良好者无显著作用,相反可能使感染并发症增加,但对于严重营养不良患者可减少术后并发症。严重营养不良者需在术前进行营养支持 7～10 天;整理预计大手术后 5～7 天胃肠功能不能恢复者,应于术后 48 小时内开始肠外营养支持,直至患者能有充足的肠内营养或进食量。

6.严重营养不良的肿瘤患者

对于体重丢失≥10％(平时体重)的患者,应于术前 7～10 天进行 PN 或 EN 营养支持,直到术后改用 EN 或恢复进食为止。

7.重要脏器功能不全

(1)肝功能不全:肝硬化患者因进食量不足致营养负平衡,肝硬化或肝肿瘤围术期、肝性脑病、肝移植后 1～2 周,不能进食或接受 EN 不适者应给予 PN 支持。

(2)肾功能不全:急性分解代谢性疾病合并急性肾衰竭、慢性肾衰竭进行透析的患者合并营养不良,因不能进食或接受 EN 而需 PN 支持。慢性肾衰竭透析期间可由静脉回输血时输注肠外营养混合液。

(3)心、肺功能不全:常合并蛋白质-能量混合型营养不良。PN 能改善 COPD 临床状况和胃肠功能,可能有利于心力衰竭患者(尚缺乏证据)。COPD 患者理想的葡萄糖与脂肪比例尚未定论,但应提高脂肪比例、控制葡萄糖总量及输注速率、提供蛋白质或氨基酸,对于危重肺病患者应用谷氨酰胺,有利于保护肺泡内皮及肠道相关淋巴组织、减少肺部并发症。

(4)炎性粘连性肠梗阻:围术期肠外营养支持 4～6 周,有利于肠道功能恢复缓解梗阻。

(二)禁忌证

(1)胃肠功能正常、适应肠内营养或 5 天内可恢复胃肠功能者。

(2)不可治愈、无存活希望、临终或不可逆昏迷患者。

(3)需急诊手术、术前不可能实施营养支持者。

(4)心血管功能或严重代谢紊乱需要控制者。

(三)营养途径

肠外营养支持途径可选择经中心静脉和经外周静脉营养支持,如提供完整充分营养供给,ICU 患者多选择经中心静脉途径。营养液容量、浓度不高和接受部分肠外营养支持的患者,可采取经外周静脉途径。

1.经外周静脉的肠外营养途径

经外周静脉的肠外营养途径适用于:短期肠外营养(<2 周)、营养液渗透压过低者;中心静脉置管禁忌或不可行者;导管感染或有脓毒症者。

其优点:该方法简便易行,可避免中心静脉置管相关并发症(机械、感染),且容易早期发现静脉炎的发生。缺点是输液渗透压不能过高,需反复穿刺,易发生静脉炎。故不宜长期使用。

2.经中心静脉的肠外营养途径

经中心静脉的肠外营养途径适用于:肠外营养超过 2 周、营养液渗透压过高者。

优缺点:经锁骨下静脉置管易于活动和护理,主要并发症是气胸。经颈内静脉置管使转颈活动和贴敷料稍受限,局部血肿、动脉损伤及置管感染并发症稍多。经外周静脉至中心静脉置管:贵要静脉较头静脉宽、易置入,可避免气胸等严重并发症,但增加了血栓性静脉炎和插管错位发生率及操作难度。不宜采用的肠外营养途径为颈外静脉及股静脉,前者的置管错位率高,后者的感染性并发症高。

(四)注意事项

1.保证营养液及输注器具清洁无菌

营养液要在无菌环境下配制,放置于 4 ℃以下的冰箱内暂存,并于 24 小时内用完。

2.控制输注速度

避免输注过快引起并发症和造成营养液的浪费,葡萄糖输注速度应控制在 5 mg/(kg·min)以下,输注 20%的脂肪乳剂 250 mL 需 4～5 小时。

3.高热的护理

肠外营养输注过程中可能出现高热,其原因可能是营养液产热、也可能是营养物的过敏、还可能是导管感染,需查明原因给以处理。

4.导管护理

穿刺插管部位每天消毒、更换敷料,并观察和记录有无红肿感染现象,如有感染应通知医师并拔管,同时做管端细菌培养。

5.保持导管通畅

避免导管扭曲、挤压,输注结束时用肝素稀释液封管,防止血栓形成。

二、肠内营养支持

EN 是经胃肠道提供代谢需要的营养物质及其他各种营养素的营养支持方式。是否需要 EN 取决于时间长短、精神状态与胃肠道功能。肠内营养的途径有口服和经导管输入 2 种,其中经导管输入包括鼻胃管、鼻十二指肠管、鼻空肠管和胃空肠造瘘管。较之 PN 支持,EN 的优越性除体现在营养素直接经肠吸收、利用,更符生理、给药方便、费用低廉外,更显示有助于维持肠黏膜结构和屏障功能完整性的优点。

(一)适应证

(1)胃肠道有功能,且安全时,使用 EN。

(2)吞咽和咀嚼困难。

(3)意识障碍或昏迷。

(4)消化道瘘。

(5)高代谢状态。

(6)慢性消耗性疾病。

(7)纠正和预防手术前后营养不良。

(二)禁忌证

麻痹性和机械性肠梗阻、消化道活动性出血及休克均是 EN 的禁忌证。严重腹泻、顽固性呕吐和严重吸收不良综合征也应当慎用。

(三)鼻肠管置入

1.操作前

(1)核对:患者床号、姓名、登记号。

(2)评估:①年龄、性别、病情、活动能力、病情(适应证);②有无插管禁忌证;

③吞咽能力,鼻腔状况;④意识、合作程度、心理状态;⑤患者及家属对鼻肠管置入的知晓程度。

(3)准备。①操作者:洗手、戴口罩;②环境:温湿度适应、安静整洁、光线适中;③用物:鼻肠管 1 根,消毒液状石蜡、无菌纱布 2 块,20 mL 注射器 1 支,pH 试纸,生理盐水 500 mL,胶布、治疗巾 1 块;④患者准备:了解置管目的、配合要点、流程及注意事项。

2.操作要点

(1)体位:取半卧位或坐位,头偏向一侧;将治疗巾取出置于患者颌下,弯盘置于颊旁。

(2)鼻肠管准备:①测量所需的长度和标记管道的刻度(测量鼻肠管插入长度方法:前额发际至胸骨剑突处或由鼻尖经耳垂至胸骨剑突处的距离,做一标记;另外在记号外 25 cm 和 50 cm 处再各做一标记);②将鼻肠管的头部浸入无菌生理盐水中;③将引导钢丝的手柄完全推入鼻肠管内,以使整根引导钢丝完全进入鼻肠管内;④取液状石蜡纱布润滑鼻肠管。

(3)检查、清理鼻腔,以保持鼻腔通畅。

(4)插管到胃:①左手持纱布托住鼻肠管,右手持镊子夹住管前端,沿选定侧鼻孔轻轻插入;②当管插入至 10～15 cm(咽喉部)时,根据患者具体情况进行插管(清醒患者:嘱患者做吞咽动作,顺势将鼻肠管向前推进至第 1 个标记长度。昏迷患者:左手将患者头部托起,使下颌骨靠近胸骨柄将鼻肠管缓慢插入至第 1 个标记长度)。

(5)插管到肠:①嘱患者右侧卧位,用软枕将腰部垫高 15 cm 左右,抽尽胃内容物;②适当推送鼻肠管,一般可以顺利到达胃窦部;③右侧卧位休息 5 分钟后,再嘱患者做吞咽动作。在其吞咽时轻柔、缓慢地推送鼻肠管,当引流出黄色或金黄色胆汁样液体时,表明鼻肠管头端已经通过幽门管进入了十二指肠。

(6)固定:①抽出引导钢丝,用胶布固定鼻肠管于鼻翼部或面颊;②鼻肠管末端用别针固定在患者衣领处、大单或枕边。

3.操作后

(1)整理:①及时清洗患者的口鼻分泌物,完善鼻腔、口腔护理工作,对咽喉部不适者给予雾化吸入;②按医院感染规范处理废物。

(2)记录:①记录鼻肠管置入日期、时间、长度;②记录异常情况、处理措施及效果。

(3)指导:保护管道,妥善固定好,防止脱落。

(四)肠内营养耐受评估

肠内营养耐受性总分＝腹胀和/或腹痛＋恶心和/或呕吐＋腹泻。0～2分：继续肠内营养增加或维持原速度,对症治疗。3～4分：继续肠内营养,减慢速度,2小时后重新评估。≥5分暂停肠内营养,并做相应处理。肠内营养耐受评估具体内容,见表2-4。

表 2-4　肠内营养耐受评估表

评价内容	计分标准			
	0分	1分	2分	5分
腹胀和/或腹痛	无	轻度腹胀无腹痛	明显腹胀或腹内压15～20 mmHg或能够自行缓解的腹痛	严重腹胀或腹内压＞20 mmHg或腹痛不能够自行缓解
恶心和/或呕吐	无恶心呕吐或持续胃肠减压无症状	有恶心无呕吐	恶心呕吐,但不需胃肠减压或250 mL≤胃残余量＜500 mL	呕吐且需胃肠减压或胃残余量≥500 mL
腹泻	无	稀便≥3次/天且250 mL≤大便量＜500 mL	稀便≥3次/天且500 mL≤大便量＜1 500 mL	稀便≥3次/天且大便量≥1 500 mL

(五)并发症及防治

1.机械并发症

(1)原因:发生往往与饲管本身有关,如管径的大小、材料等有关。吸入性肺炎是一种潜在致命性的并发症,它可能是由于大管径饲管损伤食管下括约肌、移位或姿势不当所致。

(2)处理:鼻饲时应将患者头部抬高30°,灌完后1小时,可放平;鼻饲时回抽胃残留液,如＞100 mL,应暂停鼻饲或放慢鼻饲灌注的速度。

2.饲管堵塞

(1)原因:鼻饲液浓度过高或匀浆没有完全打碎所致。

(2)处理:鼻饲后,应以水清洗饲管,确保管内无食物残留。

3.胃肠道并发症

胃肠道并发症中腹泻最常见。

(1)原因:长期未进食初次鼻饲、灌注速度过快、吸收不良、浓度太高、乳糖不耐症等。

(2)处理:初次应从低浓度开始,逐渐增加浓度,降低灌注速度;对于乳糖不耐的患者,应给予无乳糖配方。

(六)注意事项

1.防止管道阻塞

管道使用后用温水冲洗干净;添加的米汤、菜汁要经过过滤,不可太稠;营养液中不可加入药物。

2.防止管道脱落

每天更换固定管道胶布,发现胶布松动及时更换,加热器固定好,防止加热器将管道带出,及时告知患者及家属营养管的重要性,防止脱出。

3.注意输注速度和温度

根据患者耐受情况开始每分钟 30 滴,逐渐增加滴速到每分钟 60～70 滴,速度过快容易引起腹胀、腹泻,温度过高容易烫伤消化道黏膜,根据患者耐受力合理调整速度和温度。

4.保持合适的营养液

输注营养液要现配现用,每次输注的营养液悬挂时间不得超过 8 小时,冬季输注要加温;输注装置每天更换 1 次;糖尿病患者用专用的营养液。

5.合适体位

输注过程中患者取半卧位、头部抬高 30°～45°,防止食物反流。

6.保持隔离

整个操作过程要避免食物污染。

第 三 章

重症监测技术

第一节　呼　吸　监　测

呼吸和循环支持着一个人的生命,因此,呼吸功能的支持和治疗是 ICU 的主要工作。在 ICU 内接受呼吸支持治疗的有两类患者,一类是初期复苏成功的患者,另一类是危重患者,由于原发或继发的肺部损害而表现出呼吸功能不全。对于这两类患者,只有努力改善肺的通气和氧合能力,才能使病情好转。根据病情观察、血气分析结果及呼吸功能监测指标,来调节呼吸机参数,保持呼吸道通畅,保证动脉 PO_2 和动脉 PCO_2 在正常范围是 ICU 呼吸监测的重点工作内容。

一、临床观察

(一)呼吸频率

呼吸频率是呼吸功能最简单的基本的监测项目,可以通过目测,也可以通过仪器测定。正常成年人呼吸频率每分钟为 10～18 次。小儿呼吸频率较快,一岁时呼吸频率为 25 次/分,新生儿为 40 次/分。呼吸频率的增快或减慢,均提示可能发生呼吸功能障碍。监测呼吸频率变化,是一种简单而实用的呼吸功能监测手段。

(二)异常呼吸类型

1.频率的改变

成人呼吸频率>24 次/分,为呼吸增快,多见于高热、缺氧;成人呼吸频率<10次/分,为呼吸缓慢,多见于颅内压增高、巴比妥类药物中毒。

2.呼吸困难

呼吸困难多由呼吸的速率、深浅度和节律的改变而造成。分为呼气性呼吸困难、吸气性呼吸困难、混合性呼吸困难。

3.潮式呼吸

潮式呼吸又称陈-施呼吸,是一种周期性呼吸异常,由于高度缺氧、呼吸中枢的兴奋性降低,使呼吸中枢受抑制。呼吸变浅变慢,以至呼吸停止。由于呼吸停止,血液中 PO_2 进一步下降,PCO_2 逐步升高,达到一定程度后,缺氧对颈动脉体与主动脉体的化学感受器刺激作用加强,PCO_2 的升高,则刺激延髓的 CO_2 敏感区,两者的共同作用,反射性的刺激呼吸中枢,开始了呼吸,使呼吸加深加快,达到高峰后,PO_2 升高,PCO_2 又降低,减少了对呼吸中枢的刺激作用,呼吸又逐渐减弱以至暂停,从而形成了周期性的变化。

4.间断呼吸

间断呼吸又称毕奥氏呼吸。表现为呼吸和呼吸暂停现象交替出现。其特点是有规律的呼吸几次后,突然停止呼吸,间断一个短时间后,随即又开始呼吸,如此反复交替。间断呼吸产生的机制同潮式呼吸,为呼吸中枢兴奋性显著降低的表现,但比潮式呼吸更为严重,多在呼吸停止前出现。

5.深度呼吸

深度呼吸又称库斯莫尔呼吸,是一种深而规则的大呼吸,多见于代谢性酸中毒。

6.浮浅性呼吸

浮浅性呼吸是一种浅表性不规则的呼吸,有时呈叹息样,见于濒死的患者。

7.蝉鸣样呼吸

蝉鸣样呼吸即吸气时有一种高音调的音响,多由于声带附近阻塞,使空气进入发生困难所致。

8.鼾声呼吸

鼾声呼吸由于气管或大气管内有较多的分泌物贮积,使呼气时发出粗糙的鼾声。多见于深昏迷者。

二、脉搏氧饱和监测

脉搏血氧饱和度(pulse oxygen saturation,SpO_2)监测是一种无创性连续监测血氧饱和度(blood oxygen saturation,SaO_2)的方法,将传感器置于患者的手指、脚趾、耳垂或前额处而后根据氧合血红蛋白和解氧血红蛋白在红光和红外光场下有不同的吸收光谱的特性,获取血氧饱和度数值,间接判断患者的氧供情况,被称为"第五生命体征监测"。

（一）监测方法

SpO_2监测利用氧合血红蛋白和还原血红蛋白吸收光谱的不同而设计的脉搏血氧饱和度仪随着动脉搏动吸收光量,故当低温、低血压或应用血管收缩药使脉搏搏动减弱时,可影响SpO_2的正确性。另外,当搏动性血液中存在与氧合血红蛋白和还原血红蛋白可吸收光一致的物质,如亚甲蓝、高铁血红蛋白、一氧化碳血红蛋白时也影响其结果的正确性。此外,不同测定部位、外部光源干扰等也影响其结果。因此,临床应用时应注意干扰因素的影响。

（二）临床意义

SpO_2监测能及时发现低氧血症,指导机械通气模式和吸入氧浓度的调整。成人SpO_2值为$\geqslant 95\%$,SpO_2 $90\% \sim 94\%$为失饱和状态,当$SpO_2 < 90\%$常提示有低氧血症,需及时进行吸氧治疗。

（三）注意事项

SpO_2监测具有无创、连续、方便、快捷等优点,但监测时应注意避免影响因素,尽可能获得准确的临床信息。

（1）告知患者SpO_2监测的重要性,取得配合。

（2）根据患者情况选择合适的监测部位,确保监测部位组织灌注良好,皮肤无色素沉着,指（趾）无染色。

（3）确保SpO_2监测探头与患者连接良好。

（4）重视SpO_2、脉率、心率和血气分析结果的综合考虑。

三、动脉血气分析监测

动脉血气分析监测是经桡动脉、足背动脉和股动脉等部位直接穿刺或经留置的动脉导管采集动脉血,结合患者病史、临床体格检查结果等,评估患者氧合、气体交换和酸碱平衡状态。有着"维持生命的指南针"之称。

（一）监测方法

1.持续动脉血气监测

持续动脉血气监测经桡动脉或股动脉置入动脉穿刺套管针,将校准后的血管内传感器通过独特置入系统插入,传感器并非电化学分析方法,而采用光化学传感器;传感器与监测仪连接即可连续监测。持续动脉血气监测具有连续性,能够及时读数,做到早期诊断和治疗。相比常规动脉血气分析,其重复性好、避免了采血污染及劳动耗费且快速。

2.经皮氧分压监测

经皮氧分压监测用于组织氧供应状况的持续监测,即和动脉 PO_2 有关,也和周围血液循环状态和皮肤厚度有关。原则上氧电极应置于循环功能良好、皮肤厚度较薄的部位。对于婴幼儿,电极放置在皮肤薄、血流丰富的前胸和足跟部,经皮氧分压监测与动脉 PO_2 相关系数可达 0.99。成人因皮肤较厚,氧气弥散至监测电极的距离远,相关系数为 0.65~0.96。因皮肤是机体循环灌注的最后一个器官,对循环功能的变化最敏感,休克早期,皮肤血流量首先减少,故经皮氧分压监测的变化可以是休克或心功能不全的早期征象之一。

3.经皮 CO_2 分压监测

在成人,经皮 CO_2 分压监测与动脉 PCO_2 的关系较经皮氧分压监测与动脉 PO_2 相关性更密切。原因是 CO_2 含量与分压的变化呈线性关系,毛细血管动脉端和静脉端的 CO_2 分压差别不大;经皮 CO_2 分压监测受循环的影响较小。

(二)临床意义

1.肺通气功能的监测

判断动脉血气是否合适并不一定是各种指标皆在正常范围。根据氧解离曲线,动脉 $PO_2 > 8.0$ kPa(60.0 mmHg),$SaO_2 \geqslant 90\%$ 的情况下可保障足够的氧合水平;动脉 PO_2 进一步升高,SaO_2 的增加并不明显,而动脉 $PO_2 < 8.0$ kPa (60.0 mmHg)时,两者的变化呈线性关系。动脉 PCO_2 本身对机体的影响,主要通过 pH 对机体的代谢造成损害;碱中毒使氧解离曲线左移,影响氧的释放,患者对碱中毒的耐受程度远低于酸中毒,故单纯考虑治疗目的时,动脉 PO_2 在 8.0~10.7 kPa(60~80 mmHg)、SaO_2 在 90%~95%、pH 在 7.30~7.45 较合适,动脉 PCO_2 可以不作为主要观察指标,即只要 pH 在合适范围。

2.换气功能的监测

(1)肺泡动脉血氧分压差:用于评价氧通过肺泡壁进入毛细血管的能力。因健康人肺内存在一定程度的分流,吸入氧浓度越高,肺泡动脉血氧分压差差异越大;随年龄的增长,分流增加,差值也逐渐增加。

(2)氧合指数:测定方法简便易行,已成为衡量氧气交换的最常用指标,也用于急性肺损伤和急性呼吸窘迫综合征的诊断;同时,在恒定的氧浓度分数下,氧合指数的改善还可以反映呼气终末正压的治疗效果。由于终末肺泡毛细血管氧含量及肺泡氧分压难以获得,使用吸入氧浓度替代肺泡氧分压测定主要考虑氧合指数测定方法简便易行,但也存在误差大、重复性差的缺点,因此,动态监测氧合指数的价值更大。

(三)注意事项

1.采血位置

采血的动脉如有输液,就可能发生溶血及稀释,使 K^+ 升高,Ca^{2+} 降低。如误采为静脉血,则不能准确的反映动脉血气状况,静脉血的 pH 在正常情况下与动脉血接近,但当机体患病时,各种代谢均有不同程度的障碍,此时动脉与静脉的 pH 就有明显的差异。

2.肝素浓度

肝素浓度是准确血气分析结果的核心保证,肝素用过量可造成稀释性误差,使 pH、动脉 PO_2 值偏低,动脉 PCO_2 值偏高,出现假性低碳酸血症。但是肝素量过少,便起不到抗凝的作用。

3.气泡

气泡会影响血气的 pH、动脉 PCO_2、动脉 PO_2 的检测结果,特别是动脉 PO_2 值。理想的血气标本,其空气气泡应 $<5\%$。

4.标本混匀程度

与其他抗凝标本一样,不充分的混匀会增加凝血的发生,从而影响血色素和血细胞比容结果的准确性。

5.标本的储存

对于检测乳酸的标本,检测前必须在冰水中保存。其他检测项目可在室温或冰水中保存 1 小时。

6.标本的送检时间

动脉 PCO_2、动脉 PO_2 和乳酸的检测必须在 15 分钟内完成,其余项目,如 pH、电解质、尿素氮、血色素、血糖和血细胞比容的检测,要求在 1 小时内完成。

四、呼气末 CO_2 监测

CO_2 描记法以波形图的形式显示每次呼吸末期呼出的混合肺泡气含有的 CO_2 分压或 CO_2 浓度。

(一)监测方法

临床上常用红外线 CO_2 分析仪连续无创监测呼吸周期中的 CO_2 浓度。红外线 CO_2 分析是利用 CO_2 吸收红外线的特性,测量吸收前后红外线的强度变化情况,由此计算出呼出气中 CO_2 浓度。对于气管插管或气管切开患者可使用主流或旁流传感器置于呼气口,未建立人工气道的患者可使用鼻套管旁流传感器。

传感器与显示器相连接,在显示器上显示呼吸末 CO_2 波形和数值。

(二)临床意义

由于 CO_2 的弥散能力很强,通气/血流比例正常时动脉血与肺泡气中的 CO_2 分压几乎完全平衡,动脉 PCO_2 ≈ 动脉 PO_2。血流动力学稳定时,CO_2 分压 < 动脉 PCO_2 0.1~0.7 kPa(1~5 mmHg)。因此,监测 CO_2 分压可以评估动脉 PCO_2。正常值为 4.0~6.0 kPa(30~45 mmHg)。呼吸末 CO_2 监测的临床意义如下。

1.评估气管插管的位置在气管还是在食管

食管插管 CO_2 分压为零,气管内插管有 CO_2 分压波形和数值。

2.评估转运过程中患者的气管插管有否发生移位

发生移位则 CO_2 分压波形和数值改变,甚至消失。

3.评估动脉 PCO_2 水平和通气状态

通过 CO_2 分压监测间接反映动脉 PCO_2,在呼吸治疗或麻醉手术过程中,可随时调节潮气量和呼吸频率,保证正常通气,避免通气过度或通气不足。

4.评估肺血流状况

在低血压、低血容量、休克和心力衰竭时,随着肺血流减少,CO_2 分压逐渐降低,呼吸心跳骤停,CO_2 分压急剧降至零,复苏后逐渐回升;肺栓塞时,CO_2 分压突然降低。

5.评估气道通畅情况

气管和导管部分阻塞时,CO_2 分压和气道压力升高,压力波形高尖,平台降低。气管和导管完全阻塞时,CO_2 分压为零。

6.评估无效腔量

CO_2 分压与动脉 PCO_2 差值 > 0.7 kPa(5 mmHg)时提示肺泡无效腔增大,见于肺血流、心输出量降低时。

(三)注意事项

(1)更换呼吸机或长时间不用 CO_2 监测功能时,在使用前要重新定标,但应注意不要朝传感器方向呼气。

(2)当通气和血流受影响时均会影响数值的准确性,故在开始检测的同时取动脉血做血气分析以了解与动脉 PCO_2 的关系。

(3)应及时去除 CO_2 监测窗中的冷凝水。

(4)是否有影响 CO_2 分压的因素,如 CO_2 的产量、肺换气量、肺血流灌注及机械故障等。

(5)采用旁流型CO_2监测仪时要用专用的硬质采样管。

第二节 循 环 监 测

传统的循环动力学监护项目包括临床观察、测量动脉血压及 CVP 等,这些都是估价心功能和循环功能极有价值的指标,目前这些指标仍是临床 ICU 循环监测与护理的重要内容。

一、临床观察

(一)意识和表情

意识和表情是脑功能的反映。而循环系统的功能状态,更直接的是中枢神经系统的血流灌注量将影响脑功能的正常或异常表达。因此,意识和表情是循环功能的直接观察指标。患者若出现嗜睡、意识模糊、谵妄、昏迷,或出现表情异常如烦躁、焦虑或淡漠、迟钝,在排除了脑部疾病之后,均是循环功能障碍加重的表现。

(二)心率与节律

心率可通过触及脉搏、心脏听诊或心电图监护而获得。作为反映心血管功能状态的最为敏感的指标之一,在排除因患者体温过高、情绪波动和药物等影响外,如在其原有基础水平上心率增快,可能提示心脏功能出现代偿;心率过快,心动周期缩短,舒张期充盈不足,使心输出量下降,也是循环血量不足或心功能不全的征象。心率加快一般发生在动脉血压未降低前,并早于 CVP 降低变化,故结合心率与血压考虑循环状态,较单一因素判断更具有临床意义。

(三)尿量

心输出量减少、循环功能不良必将导致肾脏血流灌注减少。临床上患者出现尿量减少或尿闭,尿比重升高或固定,所以留置导尿管,观察每小时尿量、尿比重,可以估计组织血液灌注及监测肾功能。当每小时尿量<30 mL,比重增加并固定,如果排除了肾性和肾后性因素,即表示出现了组织灌注不足或循环衰竭。

(四)颜面、口唇和肢端色泽

当周围小血管收缩及微血管血流减少时,面颊、口唇及皮肤色泽红润转为苍白,甚至发绀。

(五)浅表静脉及毛细血管充盈时间

浅表静脉萎陷及毛细血管充盈时间延长是微循环灌注不良及血液淤滞现象,也是反应外周循环状态的指标。

(六)肢端温度

在保暖的状态下,患者仍然出现四肢末端体温下降、四肢冰凉,多是由于外周血管收缩、皮肤血流减少的缘故。肢端温度是反映外周循环血容量的重要指标。

二、心电监护

心电图(elctrocardiogram,ECG)主要是反映心脏激动的电学活动。对各种类型的心律失常和传导障碍,具有独特的诊断价值。

(一)监测方法

1.心电监测系统和心电图监测仪

ICU 内常配备心电监测系统,心电监测系统由一台中心监测仪通过导线、电话线或遥控连接多台床旁 ECG 监测仪。中心或床边 ECC 监测仪具有以下功能。

(1)显示打印和记录 ECG 波形心率数字。

(2)一般都有心率上下限声光报警,报警时同时记录和打印,具有心律失常分析的 ECG 监测仪,当室性期前收缩每分钟>5 次,即发生警报。

(3)图像冻结,可使 ECG 波形显示停留在显示屏上,以供仔细观察和分析。双线 ECG 显示,接连下来的第二行 ECC 波形,可以冻结,并能及时记录。

(4)数小时到 24 小时的趋向显示和记录。

(5)高级的 ECG 监测仪配有电子计算机,可对多种心律失常作出分析,同时可识别 T 波,测量 ST 段,诊断心肌缺血。

(6)ECC 监测仪也常与除颤器组合在一起,以便同步复律和迅速除颤,从而更好地发挥 ECG 监测的作用。

2.动态心电图监测仪

动态心电图监测仪可分为记录仪和分析仪二部分。第一部分为随身携带的小型 ECG 磁带记录仪,通过胸部皮肤电极慢速并长时间(一般 24 小时)记录 ECG 波形,可收录心脏不同负荷状态时的 ECC,如在术前、术中及 ICU 的患者,汇集白天、夜间、休息或活动时的 ECC 变化,便于动态观察。第二部分为分析仪,可用微处理机进行识别,省时省力;也可人工观察。由于动态心电图监测仪记录仪在记录或放像时可产生伪差,所以最好能两者结合。

(二)临床意义

1.及时发现和识别心律失常

危重患者的各种有创的监测和治疗、手术操作、酸碱失衡和电解质紊乱等均可引起心律失常,严重时,可引起血流动力学改变。心电监测对发现心律失常识别心律失常性质,判断药物治疗的效果均十分重要。

2.心肌缺血或心肌梗死

严重的缺氧、高 CO_2 血症、酸碱失衡等诸多因素,均可导致心肌缺血、心律失常发生。心率的增快和血压的升高均可使心肌耗氧增加,引起或加重心肌缺血的发生。因此,持续的心电监测可及时发现心肌缺血。

3.监测电解质改变

危重患者在治疗过程中,很容易发生电解质紊乱,最常见的是低钾和低钙,持续心电监测对早期发现有重要意义。

(三)注意事项

1.安全及准确性

心电监护使用时需要连接电源,注意用电安全,连接患者身体部位的电极片,要注意其位置的准确性。使用时要密切观察电极贴粘贴是否牢固,粘贴部位是否出现皮肤发红、肿胀等不适现象。若患者出现不适,应立即停止,及时就医,在医师的诊断下对症治疗。

2.皮肤清洁

使用电极片时,通常需将患者的皮肤脱脂用乙醇擦拭、消毒并清洁,减少皮肤导致的电阻。当患者出现出汗、沾湿电极片时,要及时更换,定期观察电极片处皮肤情况,一旦出现皮肤破溃、溃疡、过敏严重等情况,及时停止粘贴电极片。

3.设备位置定期更换

心电监护的报警系统需要时刻打开,且不可自行关闭。测量血压的袖带、测量血氧饱和度的指夹,长期使用需要定时更换位置或者放松一段时间。心电监护仪为医院常用的一种仪器。主要用于监测患者的心率、血压、呼吸频率及血氧饱和度等。

三、CVP 监测

CVP 是指胸腔内上、下腔静脉的压力,主要是反映右心前负荷的指标。适用于各种严重创伤、休克、急性循环衰竭等危重症。其正常值为 $0.5 \sim 1.2 \text{ kPa}$ ($5 \sim 12 \text{ cmH}_2\text{O}$)。若 $< 0.5 \text{ kPa}$($5 \text{ cmH}_2\text{O}$)表示右心房充盈欠佳或血容量不足;若 $> 1.2 \text{ kPa}$($12 \text{ cmH}_2\text{O}$),则表示右心功能不全或血容量超负荷。

(一)适应证

(1)急性循环衰竭。

(2)大量输液或心脏病患者输液时。

(3)严重创伤、休克等危重患者或体外循环手术时。

(二)禁忌证

(1)拟穿刺部位皮肤感染。

(2)有严重凝血功能障碍或接受抗凝治疗者。

(3)菌血症或败血症。

(4)对局部麻醉药或特定材质过敏者。

(三)监测方法

1.用物准备

治疗盘、中心静脉测压装置(包括带刻度的测压管、三通开关等)及输液导管。其他用物有 $1\% \sim 2\%$ 普鲁卡因、5 mL 注射器、无菌手套和 0.9%氯化钠溶液 100 mL。

2.患者准备

患者仰卧,测压管"0"点应与腋中线同一水平面。

3.操作步骤

(1)患者取平卧位,暴露插管部位,铺好橡皮巾及治疗巾,协助医师常规消毒皮肤。

(2)备好中心静脉测压装置,插管前应预先接以三通阀,连于输液器持续输液。固定导管测压管使零点与腋中线第四肋在同一水平面上。

(3)术者戴无菌手套,经皮穿刺将中心静脉导管可经锁骨下静脉、颈内静脉穿刺插管至上腔静脉,也可经股静脉穿刺插管至下腔静脉。但在腹压增高等情况下,应选择上腔静脉测压。导管置入后再次用注射器回抽,确认导管在静脉内。

（4）"L"形测压管固定于木板上，与三通阀连接。静脉导管通过三通一端与测压装置连接进行连续测压，另一端可连接静脉输液。测压前后应冲管。

（5）测压完毕，将连通测压计侧导管夹紧，使输液管与静脉导管相连接，继续输液保持静脉导管相通。

（6）安排患者舒适卧位，整理用物，记录测压数值。

（四）注意事项

（1）保持测压管道的通畅，避免打折扭曲。导管阻塞是放置中心静脉置管后常见的并发症之一，其可能原因：①未按时封管或封管方法不当；②患者的血液呈高凝状态；③输注特殊药物过程中（如乳剂、甘露醇、化疗药等）突然终止或体位不当引起导管血液回流，导致导管内血液凝集形成血栓；④药物沉淀物，使用非配伍药物时未彻底用生理盐水冲洗，致药物沉淀阻塞导管。

（2）每天检查穿刺部位皮肤有无红肿、脓性分泌物，定期更换敷料、管路、压力套装和冲洗液。

（3）选择标准的测压零点，传感器置于腋中线第四肋间（同右心房水平），每次测压前均应校正压力传感器零点。

（4）中心静脉测压通路应避免输注血管活性药物，以防引起血压波动。

（5）影响CVP数值的常见因素：①患者体位。②机械通气，当使用吸气正压通气或呼气末正压通气时，胸膜腔内压增高，会影响CVP值，测压时可根据病情暂时脱开呼吸机。③引起腹内压变化的因素如咳嗽、吸痰、呕吐、躁动不安等均影响CVP值，应安静$10\sim15$分钟后再行测量。

（6）观察有无心律失常、出血和血肿、气胸、血管损伤等并发症的出现，股静脉插管时，注意观察置管侧下肢有无肿胀、静脉回流受阻等下肢静脉栓塞的表现。

四、血压监测

血压指血液在血管内流动时作用于单位面积血管壁的侧压力，为推动血液在人体血管中流动的动力，是人的基本生命体征之一。检查所测量的一般是体循环的动脉血压，包括收缩压与舒张压。测量血压为临床体格检查的一个重要项目，血压正常代表人体心脏和血管都处于正常运转状态。

（一）监测方法

1.无创性血压监测

无创性血压监测常用的是袖套测压和自动化无创伤动脉压监测。前者用于手法控制袖套充气,压迫周围动脉(常用肱动脉)间断测压,后者用特别的气泵自动控制袖套充气,可定时间断测压。自动化无创伤性测压法是 ICU、麻醉手术中最广泛应用的血压监测方法。目前临床上应用最广泛的自动化无创伤性测压法是采用振荡技术,即上臂缚上普通橡胶袖套,测压仪内装有压力换能器、充气泵和微机,可定时(2、5、10、15、30、60 分钟)自动使袖套充气或放气。当袖套充气压迫肱动脉时,动脉搏动消失,接着渐渐放气。由于动脉搏动的大小,就形成了袖套内压力的变化,通过换能器又形成了振荡电信号,经放大器将信号放大,振荡最大时为平均动脉压,而收缩压和舒张压的数值是通过监测压力振荡变化率各方程式而得。测压仪能够自动显示收缩压、舒张压、平均动脉压和脉率。该仪器的特点是伪差小,可根据不同年龄,选择不同型号的袖袋。

2.动脉穿刺插管直接测压法

动脉穿刺插管直接测压法是一种有创伤性的测量血压的方法。它可以反映每一心动周期内的收缩压、舒张压和平均压。通过动脉压的波形能初步判断心脏功能。并计算其压力升高速率,以估计右心室的收缩功能。经动脉穿刺插管取动脉血标本可定时多次测定血气分析、电解质变化。手术时应用的高频电刀,对心电图可形成交流电干扰,此时可通过动脉波形的描记了解心脏情况,判断是否有心律失常。体外循环转流时,由于动脉搏动消失,用无创方法不能测到血压。通过动脉穿刺直接测压方法仍能连续监测动脉压。由于直接测压方法具有上述诸多优点,可以弥补无创血压监测中的不足,因此,动脉穿刺插管直接测压法是 ICU 中最常用的监测血压的方法之一。但该法具有创伤性,有动脉穿刺插管的并发症,如局部血肿、血栓形成等,故应从严掌握指征,熟悉穿刺技术和测压系统的原理与操作。

(二)临床意义

动脉血压能反映心室后负荷、心肌作功、心输出量、循环血容量、血管张力和血管壁弹性等。所以,血压高的心肌梗死患者必须持续静脉滴注硝酸甘油以降低血压,使之维持在 9.3~10.7 kPa,来减轻心脏后负荷,减少心肌耗氧,减轻心脏负担,这样才利于心肌细胞的恢复。

血压变化可衡量循环功能,但不是唯一的标准,因为组织灌注取决于血压和外周血管阻力 2 个因素,若血管收缩,阻力增高,血压虽然不低,但组织血流减少,循环功能仍然不能满足组织代谢的需要,所以单纯血压值正常并不完全说明患者有良好的循环状态。如血压正常的急性肺水肿患者,由于肺循环阻力增加,肺组织灌注不良,仍将导致肺换气功能障碍。因此,要将血压值结合其他指标才能对机体的循环功能状态作出综合分析与判断。

(三)注意事项

1.注意测量时间

检测前 30 分钟内禁止吸烟和饮用咖啡,并在安静环境下休息 5～10 分钟。如果是爬楼跑步或者情绪激动之后,应该至少休息 30 分钟,再开始进行测量血压。注意保持平稳的情绪,血压测量要注意安静。测量血压最好要在起床小便之后,吃降压药和吃早饭之前,此时血压最接近真实血压。

2.测量位置

无论坐位或卧位测量,均需使袖带捆绑的位置和心脏在同一水平线上,卧位时需平卧,避免侧卧位时测量血压。可随机测量左上肢或右上肢血压,一般首次测量时需测量双上肢血压,以后可测量血压偏高的一侧。测量血压时,衣服厚度最好不超过 0.5 cm,可以隔着袖子测量,如果袖口较窄,硬将袖子捋到上臂,测量的血压反而不准。

3.血压仪要定期校准、更换

血压计袖带缚于上臂,袖带下缘应距肘窝横纹 2～3 cm,尽量使气囊中部对准肱动脉,袖带松紧以恰能塞进一个手指为宜。血压仪每半年就要校准,使用寿命一般是 3～5 年,测一两千次就需要更换。

4.影响血压的因素

动作、精神状态、感情、饮食、饮酒、排尿、排便、会话、环境变化、温度变化、吸烟等。工作时血压最高,下午和晚上逐渐降低,睡眠时血压较低,起床后逐渐升高。

5.特殊情况

对于初次诊断或血压不稳定的高血压患者,建议连续 7 天,每天早晚测血压,每次测 2～3 遍,取平均值。如果血压控制平稳且达标,可每周选择 1～2 天测量血压,早晚各 1 次。

五、血糖监测

血糖监测指通过使用一些方便、高效的医疗仪器对患者的血糖进行监测和评估,直观地了解患者体内血糖变化的情况。

(一)监测方法

1.自我血糖监测

自我血糖监测是指患者使用血糖仪在不同时间点采指尖血进行的快速血糖测定,是血糖监测的基本手段。

（1）步骤：①从试纸盒中取出一条试纸插入血糖仪的试纸插口，血糖仪将自动开机。②血糖仪上出现闪动的血滴时开始采血。③将血样轻轻点于试纸点样区的边缘或上方，确保血样1次填满整个采样区。④5秒后检测结果将显示于屏幕上，记录检测结果。⑤取出试纸，血糖仪自动关机。

（2）注意事项：①测血糖前应洗净双手，自然待干。②早餐前血糖应是早晨6～7点的血糖，餐后2小时是指从吃第一口饭开始算时间。③使用正规厂家的血糖仪及试纸。④检测时应检查血糖试纸的有效期，校正卡上号码应与试纸上的号码一致。⑤血糖仪应定期使用标准液校正，血糖试纸应保存在干燥原装容器内。⑥固定使用一种品牌的血糖仪，保证检测结果的可比性。⑦血糖仪在使用中要平移，不要直立，以免影响检测结果。⑧消毒剂应避免使用含碘制剂，以免影响检测结果。⑨根据穿刺部位皮肤的厚度调节穿刺针的深度，在手指侧面穿刺（减轻痛感），避免用力挤压穿刺部位，以免影响检测结果，第一滴血弃去不要，测血糖时应轮换采血部位，血糖仪应定期清洁。

（3）血糖仪检测异常结果处理：①出现"Hi"时，表示血糖≥33.3 mmol/L；②出现"Low"时，表示血糖≤0.6 mmol/L。出现以上2种情况，应立即打电话呼叫救护车（若是住院患者则立即通知医师），以采取相应的措施给予紧急处理。

2.便携式血糖仪测定方法

便携式血糖仪测量血糖具有快速、准确、需血量小、操作方便、疼痛感小等优点，极大地方便了住院和门诊患者，使血糖监测简便易行，适用于糖尿病及低血糖症患者进行血糖监测。

（1）操作前。①评估：患者的年龄、意识情况、血糖水平、能否配合。患者双手采血部位的皮肤情况，有无瘀青、瘢痕，是否疼痛，双手是否清洁。血液循环较差患者可嘱其温水泡手或做小臂活动，保证采血顺利进行。患者的心理情况及配合度，是否了解血糖监测的目的及操作方法。②准备：病房内环境安静整洁，无家属及其他人员，光线充足，30分钟内无打扫。护士仪表端庄，服装整洁，七步洗手法洗手，戴口罩、帽子。准备用物如血糖仪、试纸、采血针、棉签、75%乙醇、治疗车、治疗盘、垃圾袋（生活垃圾袋和医用垃圾袋）、锐器桶、手消毒液、笔及记录本。

（2）操作步骤：①检查血糖仪、试纸及采血针。②核对患者身份，解释操作的目的，协助患者取舒适体位。③对事先选择好的部位进行乙醇消毒，消毒范围直径＞2 cm，消毒2遍待干。④拿取试纸的手保持干燥，将试纸条码牌插入血糖仪，血糖仪自动开机，核对条码牌号与试纸外包装是否一致（有的血糖仪为免调码）。机器开机自检后,观察血糖仪屏幕显示滴血符号后再采血。⑤正确采血。a.让被采血手臂下垂 10～15 秒。b.捏紧手指皮肤,用采血针在指端两侧采血。捏紧皮肤既可减少疼痛感,也可使血液充分溢出,手指两侧采血神经末梢分布少,痛感较轻。⑥使用吸入式血糖仪时应保持血糖试纸末端吸血槽垂直血滴吸血,以保证吸血量充足,数值的准确性。⑦协助患者用棉签按压采血点直至停止出血,将棉签扔入医用垃圾袋。⑧等待 5 秒结果显示并告知患者。⑨消毒双手后记录结果,并通知医师。

（3）注意事项:①防止试纸超过有效期或没有保存好,造成试纸被氧化、失效等造成结果不准确。②确定血糖仪条码牌与试纸条码牌一致。③避免采血量不够或采血后用力挤压指尖出血影响结果。④确保乙醇消毒后手指未待干即开始检测。⑤消毒禁止使用含碘成分的消毒剂(碘酊、聚维酮碘)。

3.动态血糖监测

动态血糖监测是指通过葡萄糖感应器监测皮下组织间液的葡萄糖浓度而间接反映血糖水平的监测技术。可以提供连续、全面、可靠的全天血糖信息;了解血糖波动的趋势;发现不易被传统监测方法所探测到的高血糖和低血糖。

动态血糖监测仪一般佩戴 3 天(72 小时),每 10 秒钟收集 1 个数据,每 5 分钟记录1 个平均血糖值,装置包括葡萄糖感应探头、动态血糖监测系统、助针器、充电器、发送器、测试器、USB 软件。监测结束后将血糖资料传输至电脑,通过数据处理,生成专业化报告。

（1）操作前。①评估:患者的年龄、血糖控制水平、是否有其他疾病、意识情况、配合度。患者腹部、上臂处皮肤有无瘢痕、炎症、硬结、瘀青等,保证腹部、上臂处皮肤清洁。患者对动态血糖监测的了解程度、接受程度、心理反应等。②准备:病房内环境整洁,光线充足,30 分钟内无人员打扫。护士仪表端庄,服装整洁,七步洗手法洗手,戴口罩、帽子。准备用物如探头、动态血糖监测仪、发送器、充电器、助针器、仪器皮套、7 号电池 1 个、透明贴、专用开口金属币、75%乙醇、棉签、胶布、垃圾袋(生活垃圾袋和医用垃圾袋)、锐器桶、消毒液。

（2）操作步骤:①给仪器更换电池,保证 72 小时内电量充足。②发送器充满电,确保可佩戴 72 小时。③开机,清除末次记录。④调整准确时间。⑤教育患者记录进食、运动、监测、注射胰岛素等时间;协助患者取得舒适体位,放松身体。⑥保证注射部位皮肤无瘢痕、炎症、瘀青、硬结等。传感器最佳植入位置为腹部,其他部分可选择上臂、臀部、后腰、大腿外侧。距脐周 5 cm 以上,距离其他输注部位 7.5 cm 以上。⑦安装探头,确保探头稳定置于助针器中(直到黑色圆环看不到为止),按压探头直至听到咔嗒声,摘掉探头上的透明胶贴及探头引导针上的保护套,锁定。⑧75%乙醇消毒注射部位皮肤3次,消毒直径>5 cm,自然待干。⑨绷紧注射部位的皮肤,解锁进针,植入角度45°～60°之间。顺着植入方向将助针器与探头分离。拔出引导针,用两个手指按住探头基座,按照植入时的相同角度轻取,并取掉探头上的白色胶贴。⑩15分钟后将探头与发送器连接,发送器闪6下(约10秒)。⑪打开探头,进入2小时初始化阶段,并予无菌透明敷料固定。2小时后收到METERBG NOW提示后,输入所测得的血糖值,开始出图。⑫整理用物,手消毒液消毒手,再次核对医嘱,签字。⑬整理治疗车,处理用物,物品归位。⑭七部洗手法洗手,记护理记录。

(3)注意事项:①将探头提前30～120分钟从冰箱内取出,恢复室温后使用。②安装前可嘱患者洗澡。③佩戴期间禁止进行X线、CT、MRI等放射性检查。④一般佩戴3天时间。⑤如机器出现报警,应及时联系护士。⑥使用同一品牌血糖仪,每天测量3～4次血糖并将血糖值动态监测仪中。

(二)临床意义

1.早餐前血糖

早餐前血糖即指早晨6至7点的血糖,8点以后抽的所谓"空腹血糖"已经失去了早餐血糖的意义。检查的目的在于体现夜间基础状态的血糖,凌晨血糖升高的情况及降糖药远期疗效的综合结果。如果降糖药的中远期疗效差,此时的血糖可能比最低值要高。

2.餐前血糖

餐前血糖包括午餐前、晚餐前、睡觉前血糖。其意义在于体现正常人的血糖的最低值及糖尿病患者良好控制血糖的最低值、降糖药的中远期疗效。如果远期疗效差,此时的血糖不是最低值。

3.餐后半小时至1小时血糖

餐后半小时至1小时血糖的意义在于如果吃了消化吸收特别快的食物,如粥、果汁、饮料、西瓜、葡萄等。血糖可能升高得更快,故需要测吃这些食品后短时间的血糖,如半小时的血糖。如果想了解吃普通食品或吃一般水果血糖最高时的情况,应测餐后1小时血糖。

4.餐后2小时血糖

餐后2小时血糖包括早餐后2小时、午餐后2小时、晚餐后2小时血糖。其意义在于体现对糖尿病的治疗效果,也是筛选糖尿病的方法之一,若≥11.1 mmol/L,可诊断为糖尿病。若小于此值需要做糖耐量试验来确诊。但要注意的是,餐后

2小时指从吃第一口饭算时间;其次,既然体现治疗效果,故验血日吃饭、运动、用药等各种情况要与平常一样。

5.夜间血糖

夜间血糖的意义在于若早餐前血糖高,是夜间血糖一直在高还是晨时才高的,2种情况的治疗不一样,故可以自行设计测量夜间血糖的时间点,如零点、2点、4点、6点的血糖。

6.随机血糖

随机血糖的意义在于捕捉机体在特殊情况下对血糖的影响,如多吃、少吃、吃特殊食品、饮酒、劳累、生病、情绪变化、月经期等。及时捕捉低血糖的瞬间(约10分钟之内)。当低血糖后机体中升血糖的激素马上释放,10分钟左右血糖就会升高,甚至高出平时的水平,所以当怀疑有低血糖发生时要及时测血糖来捕捉低血糖的瞬间。若测血糖晚了,血糖正常或高血糖,则不能明确是低血糖后高血糖反应还是本来就没有低血糖,两种情况治疗完全相反。

(三)注意事项

(1)血糖仪第一次使用时要调整时间和日期,开启新试纸时应注明开启时间。

(2)取试纸前要确保双手皮肤干燥,不要触碰试纸条的反应区,避免试纸发生污染。取试纸后一定要盖紧瓶盖。

(3)测血糖前,确认血糖仪上的号码与试纸号码一致,血糖试纸在效期内且干燥保存。

(4)消毒液干透后实施采血。根据手指表皮的厚度选择采血针,让血液自然流出。在取血过程中勿过分按摩和用力挤血。

(5)一次吸血量要足够,检测时不挪动试纸条或倾斜血糖仪。

(6)采血部位要交替轮换,不要长期刺扎一个地方,以免形成瘢痕。

(7)采血针一次性使用。

六、腹内压监测

腹内压(intra-abdominal pressure,IAP)为密闭的腹腔内的压力,腹内压可随呼吸变化,正常值为 $0 \sim 0.7 \ kPa(0 \sim 5 \ mmHg)$,是临床诊断和治疗疾病重要的生理学参数之一。

(一)监测方法

1.直接法

直接法即直接置管于腹腔内,然后连接压力传感器,或在腹腔镜手术中通过气腹机对压力连续监测。此方法测量的数值准确,但此方法为有创操作,难以成为临床的常规检查方法。

2.间接法

间接法是通过测量下腔静脉压、胃内压、直肠和膀胱内的压力来间接反映腹内压。

(1)下腔静脉压:通过股静脉置管来测量下腔静脉压力,置管>30 cm,相关性较好,但此方法为有创操作,并发症多,穿刺技术要求高。

(2)胃内压:胃排空,向胃中缓慢注射50～100 mL 盐水后,用鼻胃管或胃造口管进行测压,但临床相关性较差。

(3)膀胱内压测量方法简单可靠,是 IAP 监测的首选方法,连续监测膀胱压是早期发现腹腔间室综合征的"金标准"。其方法:患者仰卧位,将测压管与Foley 导尿管相连接,排空膀胱后注生理盐水 50～100 mL,然后通过三通管连接压力计,以耻骨联合为零平面,水柱高度即为膀胱压。

(二)临床意义

腹内压可分为 4 级。Ⅰ级:1.6～2.0 kPa(12～15 mmHg);Ⅱ级:2.1～2.7 kPa(16～20 mmHg);Ⅲ级:2.8～3.3 kPa(21～25 mmHg);Ⅳ级:>3.3 kPa(25 mmHg)。其中Ⅰ、Ⅱ级对机体危害较小。通常将腹内压≥1.6 kPa(12 mmHg)确定为腹内高压,腹内压持续>1.6 kPa(12 mmHg),患者出现少尿、气道压升高、低氧血症、心输出量减少、酸中毒甚至低血压休克等临床表现的一项或多项,诊断为腹腔间室综合征。

(三)注意事项

1.减少人为误差

要求护士准确掌握测量方法,最好由专人动态监测,测量结果与病情不相符时,排除影响因素重复测量 2～3 次取平均值,以减少人为误差。

2.排除影响因素

操作前物品准备齐全,患者取平卧位,去除棉被、腹带压迫,躁动患者给予适当镇静。连接好测压装置,准确标记零点,利用测压管测量时,测压管必须与地面垂直。利用压力转换器测量时,压力传感器的位置平耻骨联合,高于耻骨联合水平可使测量值偏小,低于耻骨联合水平可使测量值偏高。向膀胱内注入温度为 37～40 ℃ 的生理盐水,成人量为 50～100 mL,过冷、过热或快速注入会引起膀胱肌肉收缩致膀胱压升高。应用机械通气及呼气末正压的患者,测压读数时在病情允许的情况下脱离呼吸机片刻或暂停使用呼气末正压,以排除正压通气对腹内压的影响。应在呼气末读出数值并记录,记住注入的盐水量,以正确记录出入量。

3.预防感染

临床测量腹内压时,均需向腹腔或腹腔内脏器置入管道,为创伤性操作,增加患者感染概率。注意操作前认真洗手,戴无菌手套;操作过程中严格无菌操作,连接处严格消毒。每次测压完毕均及时更换一次性连接装置。

七、脉搏指示连续心输出量监测

脉搏指示连续心输出量监测(pulse indicator continous cadiac output,PICCO)是将经肺热稀释技术与动脉搏动曲线分析技术相结合,采用热稀释法测量单次心输出量,并通过分析动脉压力波型曲线下面积与心输出量存在的相关关系,获取个体化的每搏输出量、心输出量和每搏输出量变异,以达到多数据联合应用监测血流动力学变化的目的。

(一)监测方法

(1)首先放置中心静脉导管(颈内静脉或者锁骨下静脉置管),同时在患者的动脉(如股动脉)放置一条 PICCO 专用监测管。

(2)测量开始,从中心静脉注入一定量的冰水(0～8 ℃),经过上腔静脉→右心房→右心室→肺动脉→血管外肺水→肺静脉→左心房→左心室→升主动脉→腹主动脉→股动脉→PICCO 导管接收端。

(3)计算机可以将整个热稀释过程画出热稀释曲线,并自动对该曲线波形进行分析,得出基本参数。

(4)然后结合 PICCO 导管测得的股动脉压力波形,得出一系列具有特殊意义的重要临床参数。

(二)临床意义

PICCO 常用参数正常值及其意义,见表 3-1。

表 3-1　PICCO 常用参数正常值及其意义

参数	正常值	意义
CI(心脏指数)	3.5～5.5 L/(min·m²)	低于 2.50 L/(min·m²)时可出现心力衰竭,低于 1.8 L/(min·m²)并伴有微循环障碍时为心源性休克
ITBI(胸腔内血容积指数)	850～1 000 mL/m²	小于低值为前负荷不足,大于高值为前负荷过重
GEDI(全心舒张末期容积指数)	680～800 mL/m²	小于低值为前负荷不足,大于高值为前负荷过重
ELWI(血管外肺水含量指数)	3～7 mL/kg	大于高值为肺水过多,将出现肺水肿
PVPI(肺血管通透性指数)	1～3	反映右心室后负荷大小
SVV/PPV(每搏输出量变异率/动脉血压变异率)	≤10%	反映液体复苏的反应性
SVRI(体循环阻力指数)	1 200～2 000 dyn·s·cm⁻⁵·m²	反映左心室后负荷大小;体循环中小动脉病变,或因神经体液等因素所致的血管收缩与舒张状态,均可影响结果
dPmax(左心室等容收缩期压力上升速度)	1 200～2 000 mmHg/s	反映心肌收缩力

(三)注意事项

(1)根据患者体型、年龄选择合适的 PICCO 导管。

(2)监测过程中严密观察患者生命体征,严格记录出入量。

(3)中心静脉导管和动脉置管及留管过程中严格无菌操作。

(4)保持导管在位,管路通畅,使用加压带持续加压肝素盐水冲洗,防止堵管,保持测压系统密闭。

(5)密切观察并记录四肢皮温变化及足背动脉搏动情况,每天测量双下肢腿围,观察置管侧下肢有无肿胀、静脉回流受阻等下肢静脉栓塞的表现,发现异常,立即报告医师,及时评估。

(6)换能器压力应校零,并将换能器零点置于腋中线第四肋间心房水平,一般每 6～8 小时进行 1 次校零。

(7)每次进行动脉压修正后都必须通过热稀释测量法对脉搏轮廓分析法进行重新校正。

（8）根据患者情况，选择合适的注射器温度和容积，且注射液体容量必须与心输出量仪预设容积一致。

（9）接受主动脉球囊反搏的患者，测量时应暂停反搏。

（10）测量过程中患者要处于"稳定"的状态，避免快速输液或注射治疗，尤其是经中心静脉腔输液。血液温度不应该<30 ℃。

（11）动脉导管留置一般不超过 7～10 天，长时间动脉留管时，需注意感染、局部缺血和栓塞。

（12）并发症监测及护理：疼痛、炎症、出血、空气栓塞、局部血肿、气胸、心律失常、感染等。

（13）观察穿刺点局部是否有红、肿、脓性分泌物等，发现及时报告医师，留取培养标本，必要时及时拔除导管。

（14）拔管后的护理：遵医嘱按需留取培养标本送检，拔管后按压穿刺点至不出血为止，有出血倾向者延长按压时间，按压停止后用无菌敷料覆盖，继续观察局部情况 2～3 天。

第三节　神经监测

中枢神经系统与人的知觉、记忆、情感思维、语言、行为等心理过程息息相关，是人体一切意识和行为的唯一控制系统，其结构和功能十分复杂也十分重要。临床上各种原因或各种疾病的终末期均可造成中枢神经系统的严重损害，甚至是不可逆性的损伤。

一、一般监测

(一)意识

意识变化是病情观察的重要内容。意识表示大脑皮层机能状态，是疾病严重与否的标志之一。格拉斯哥昏迷指数(glasgow coma score，GCS)是以衡量颅脑损伤后意识状态的记分评价标准，按此评分法，患者总分 13～15 分时，昏迷时间一般<30 分钟，相当于我国头部外伤定型标准的轻型；总分在 9～12 分，伤后昏迷 0.5～6.0 小时，相当于中型颅脑外伤；总分 3～8 分，伤后昏迷时间>6 小时者，相当于重型颅脑外伤；其中总分 3～5 分属特重型。总分 3 分，相当于脑死亡。意识障碍可根据其程度不同分为下列几种。

1.意识模糊

意识模糊为轻度意识障碍,表情淡漠,对周围漠不关心,反应迟钝,对时间、地点、人物的定向力完全或部分发生障碍。

2.谵妄

意识模糊,知觉障碍,表现语无伦次、幻视、幻听、躁动不安、对刺激反应增强。但多不正确,多见于感染性高热或昏迷之前。

3.嗜睡

患者整日处于睡眠状态,但可以唤醒,醒后可以回答问话,但很快又入睡。

4.昏迷

昏迷为高度的意识障碍,按其程度分为浅昏迷和深昏迷。浅昏迷是随意识丧失,对周围事物无反应,压迫眶上神经可出现痛苦表情,各种反射均存在。深度昏迷对外界任何刺激均无反应,各种反射均消失,全身肌肉松弛,血压下降,呼吸不规则,大小便失禁。

(二)瞳孔

瞳孔是虹膜中央的小孔,正常直径为 $2\sim5$ mm。瞳孔变化是许多疾病,尤其是颅内疾病、药物中毒等病情变化的一个重要指征。认真观察瞳孔的变化,对某些疾病的诊断、治疗及重危患者的抢救都有极其重要的意义,观察瞳孔主要是观察其对光反应与瞳孔异常。

1.瞳孔对光反应

对光反应是检查瞳孔功能活动的测验。正常人瞳孔对光反应灵敏,用电筒光直接照射瞳孔,瞳孔立即缩小,移去光线或闭合眼睑后瞳孔增大。垂危和昏迷的患者可出现迟钝和消失。

2.瞳孔异常

正常人瞳孔等大正圆,自然光下直径为 $2.5\sim3$ mm,直径<2 mm 为缩小,直径>6 mm 为扩大。双侧瞳孔散大多见于颅内压增高,颠茄类药物中毒等。双侧瞳孔缩小多见于有机磷农药中毒,吗啡、氯丙嗪等药物中毒。单侧瞳孔扩大、固定见于同侧硬脑膜外血肿等。危重患者突然瞳孔散大,常表示病情加重与恶化。

(三)生命体征

一般应 $0.5\sim1.0$ 小时测 1 次血压、脉搏、呼吸体温,并详细记录,以便动态观察。颅内血肿的典型生命体征变化是脉搏缓慢而洪大、血压升高、呼吸慢而深

(简称为两慢一高),尤其以前二者更为显著。后颅窝血肿呼吸障碍明显,可突然停止呼吸。脑疝晚期失代偿阶段,出现脉快而弱,血压下降,呼吸异常,体温下降,一般呼吸先停止,不久心跳也很快停止。闭合性颅脑损伤早期一般不出现休克表现,若出现血压下降,心律加快,要尽快查明有无合并损伤,尤其应除外胸腹腔内脏出血。伤后很快出现高热,多因视丘下部损伤或脑干损伤所致,为中枢性体温调节障碍。而伤后数天体温逐渐增高,多提示有感染性并发症,最常见的是肺炎。

(四)呕吐

呕吐发生于颅脑损伤后 1~2 小时,由于迷走神经刺激而出现呕吐,多为一过性反应。若频繁呕吐、持续时间长、并伴有头痛者,应考虑有蛛网膜下腔出血、颅内血肿或颅内压增高的可能。

二、颅内压监测

颅内压监测是观察颅脑危重患者的一项重要指标,它的改变可在颅内疾病出现症状之前出现。

(一)监测方法

1.脑室内测压

在无菌条件下,经颅骨钻孔后,将头端多孔的硅胶导管插入侧脑室,然后连接换能器,再接上监护仪即可测试颅内压。

2.硬膜外测压

硬膜外测压将压力换能器放置于硬膜外,避免压迫过紧或过松,以免读数不准,一般在 0.1~0.4 kPa(1~3 mmHg),此法颅内感染的机会大大减少,可作长期监测,但装置昂贵,不能普遍应用。

3.腰部蛛网膜下腔测压

腰部蛛网膜下腔测压即腰椎穿刺法,此法操作简单,但有一定危险,颅内高压时不能应用此法,同时颅内高压时,脑室与蛛网膜下腔间可有阻塞,测出的压力不能代表颅内压。

4.纤维光导颅内压监测

纤维光导颅内压监测是一种比较先进的监测仪器。颅骨钻孔后,将传感器探头以水平位插入 2 cm,放入硬脑膜外。此法操作简单,可连续监测,活动时对压力影响不大,临床常使用此法。

(二)临床意义

(1)实时动态了解颅内压变化,利于病情观察,及早发现颅内压增高及早处理。

(2)颅内压监测是判断患者脑损伤严重程度及预后的重要依据;帮助计算和维持颅脑灌注压。

(3)较好地指导脑室外引流、合理脱水,起到颅内压控制的效果。

(三)注意事项

有创性颅内压监测最常见的不良反应是感染。可能出现伤口感染,甚至发生脑膜炎、脑室炎和脑脓肿等。感染类型与采用的监测系统不同有关,因此颅内压监护整个操作过程中,都要严格执行无菌操作技术。监护时间一般 3～5 天,不宜过长,时间愈长感染的机会也逐渐增多。颅内压监测导致的颅内出血发生率较低,但病情严重,应避免反复穿刺,脑脊液引流时注意控制速度和引流量。脑室穿刺患者可能出现脑实质损伤,应限制穿刺次数和置管深度。颅内压监测过程中应注意保持适当的体位,使呼吸道通畅,如果患者躁动,可适当应用镇静药以免影响监护。

三、脑电图监测

脑电图(electroencephalogram,EEG)是通过电极放大并记录下来的脑细胞群的自发性、节律性电活动。将脑电活动产生的电位作为坐标的纵轴,时间为横轴,把电位和时间的相对关系通过脑电图机记录下来称为 EEG。

(一)监测方法

1.患者准备

患者需保持安静,配合检查。头面部皮肤应清洁、干燥,有利于电极的安放。

2.电极安放

目前国内外最常用的电极安放是国际脑电图学会建议的 10/20 系统。其优点在于电极数较多、电极位置的排列与头颅的大小和形状成比例。国际 10/20 系统包括 19 个记录电极和 2 个参考电极。

(1)首先在头皮表面确定 2 条基线,一条为鼻根至枕外隆凸的前后连线,另一条为双耳前凹之间的左右连线。两者在头顶的交点为 C_z 电极的位置。从鼻根向后 10% 处为 FP_z(额极中线),从 FP_z 向后每 20% 为一个电极的位置,依次为 F_z(额中线)、C_z(中央中线)、P_z(顶中线)及 O_z(枕中线)。O_z 与枕外隆凸的间距为 10%。

(2)双耳前凹连线距左耳前凹 10%处为 T_3(左中颞)电极位置,以后向右每 20%放置一个电极,依次为 C_3(左中央)、C_z(中央中线)、C_4(右中央)和 T_4(右中颞)。T_4 距右耳前凹间距为 10%。

(3)从 FP_z 通过 T_3,至 O_z 的连线为左颞连线,从 FP_z 向左 10%为 FP_1(左额极),从 FP_1 每向后每 20%放置一个电极,依次为 F_7(左前颞)、T_3(左中颞)、T_5(左后颞)及 O_1(左枕),其中 T_3 为此线与双耳前凹连线的交点,O_1 距 O_z 为 10%。右颞连线与此相对应,从前向后依次为 FP_2(右额极)、F_8(右前颞)、T_4(右中颞)、T_6(右后颞)及 O_2(右枕)。

(4)从 FP_1 至 O_1 和从 FP_2 至 O_2 各做一连线,为左、右矢状旁连线,从 FP_1 和 FP_2 向后每 20%为一个电极位点,左侧依次为 F_3(左额)、C_3(左中央)、P_3(左顶)和 O_1(左枕),右侧依次为 F_4(右额)、C_4(右中央)、P_4(右顶)、O_2(右枕)。在 10/20 系统中,FP_z 和 O_z 不包括在 19 个记录位点内。

3.连接脑电监测仪

待电极安放完成后,需要医师连接脑电检测仪,进行监测。

(二)临床意义

脑电图监测对脑细胞缺血缺氧、代谢紊乱,以及脑细胞间突触活动变化异常敏感,其反应脑功能损伤状态远远早于临床症状体征的观察,并能跟踪脑功能损伤演变的全过程。由于脑电的敏感性、非侵入性、可操作性、可阅读性和可预测性,EEG 成为 ICU 不可缺少的脑功能监督项目。

(三)注意事项

(1)检查前天,受检者应该停止服用易刺激神经系统的药品和饮料,如镇静剂、兴奋剂、咖啡、酒及浓茶等。

(2)由于脑电图机的一些电极线要与受检者的头发接触以引出脑部微电流,因此,受检者检查头天应将头洗干净,且不能涂抹任何油性物质,如摩丝、发油等,以免影响检查结果。

(3)受检者应主动配合医师的要求做好各种准备活动,躺在检查床上后,应尽量保持不动,尤其不要随意翻身或摇头,以免弄掉头上的电极线,从而影响检查结果。受检者不能随意或私自拆掉身上的电极板或电极线,这既危险,又会影响检查结果的准确性。

(4)如果受检者在检查过程中有不适感,应及时告诉医师。

四、脑血流监测

脑是对缺血缺氧最敏感的器官,脑血流供应对维持脑功能极为重要。目前,临床上应用最多的是经颅多普勒超声(transcranial doppler,TCD)技术,通过测定脑动脉血流速度间接了解脑血流量变化。

(一)监测方法

1.通电前准备

(1)打印机与主机、监视器连接好。

(2)打印机内放置好打印纸。

(3)主机接地良好,检查各部分的电源开关处于关闭位。

2.通电

(1)将主机打印机及监视器插入 220 V 交流电源插座中。

(2)先开主机开关,2~3 分钟后开启监视器及打印机开关。

3.操作

(1)根据检查部位选择探头:颅内血管用 2 MHz 探头;颅外血管用 4 MHz 探头;肢体血管用 8 MHz 探头。

(2)记录图纸,按操作菜单进行。

(3)打印图纸,按菜单进行。

4.关机

(1)先关监视器,次关主机,再关打印机。

(2)将各插头拔下,切断电源。

(3)用机器罩将机器盖好。

(二)临床意义

TCD 可对任何原因引起的重症脑功能损伤,特别对影响到脑血管、脑血流、脑灌注的患者进行连续监测,并反馈治疗信息。此外,TCD 还可反映颅内压增高情况,指导降颅内压治疗。当 TCD 显示颅内循环停止时,则提示预后不良。

(三)注意事项

(1)TCD 对操作人员的要求很高,必须有具备专业水平的医务人员方可胜任。

(2)保持环境安静,尽量减少各种电流、声音干扰。

(3)TCD 测定的是脑动脉的血流速度,而不是血流量。

（4）由于各个心动周期所持续的时间不等,故所测得的频谱图像持续时间也会不等。

（5）一旦找到最高血流信号,应避免因深度改变丢失信号;在同一声窗持续跟踪动脉血流信号并适当调整探测角度。

第四节　水电解质平衡的监测

体液由水和溶解于其中的溶质组成,广泛分布于组织细胞内外。存在于细胞内的为细胞内液,存在于细胞外的为细胞外液。人体内的细胞外液,构成了体内细胞生活的液体环境,被称为人体内环境。为了保证新陈代谢的正常进行和各种生理功能的发挥,维持内环境相对稳定是必需的。

一、高渗性缺水

高渗性缺水又称原发性缺水或单纯性缺水。其特点是失水多于失钠;血清钠浓度升高,且>150 mmol/L。

(一)病情评估

1.病史

患者有摄入水量不足和水分丧失过多病史。

2.临床表现

高渗性缺水据症状轻重分3度。

（1）轻度:缺水量占体重2%～4%;口渴或尿少。

（2）中度:缺水量占体重4%～6%;极度口渴、汗少、尿少、尿比重升高、唇舌干燥、乏力,常有烦躁感。

（3）重度:缺水量占体重7%以上,除上述症状外,出现躁狂、幻觉、谵妄,甚至昏迷。

3.实验室及其他检查

（1）尿比重高。

（2）血清钠>150 mmol/L;血液浓缩;红细胞计数、血红蛋白浓度、血细胞比容升高。

(二)急救措施

（1）尽早去除病因,使患者不再失液。

(2)以补充水分为主。不能口服或失水程度严重者,应从静脉输注5%葡萄糖溶液。

(三)护理要点

1.一般护理

(1)积极去除病因,鼓励患者多饮水。

(2)加强皮肤护理,定时擦洗、清洁皮肤,保持口鼻、唇的清洁与湿润。

(3)输液时,注意检查输液速度与入液量。

2.病情观察与护理

观察生命体征的变化,每天测定体重,记录24小时出入量,记录脉搏、血压改变及外周血管充盈情况。注意皮肤弹性、黏膜干燥程度。

二、低渗性缺水

低渗性缺水又称慢性缺水或继发性缺水。其特点是水和钠同时缺失,但失水少于失钠,细胞外液渗透压降低。血清钠<135 mmol/L。

(一)病情评估

1.病史

各种原因体液丧失,补充不当,只补水或钠补充不足。

2.临床表现

低渗性缺水根据缺钠程度分为3度。

(1)轻度:疲乏头晕、厌食、手足麻木。约每千克体重缺氯化钠0.5 g。

(2)中度:除上述表现外,有恶心、呕吐、直立性低血压、血压不稳或降低、脉细速、脉压缩小、浅静脉萎缩、视力模糊、皮肤弹性降低、尿少等。约每千克体重缺氯化钠0.50~0.75 g。

(3)重度:患者神志不清、木僵休克,甚至昏迷。约每千克体重缺氯化钠0.75~1.25 g。

3.实验室及其他检查

(1)血液浓缩,血尿素氮升高。

(2)血清钠<135 mmol/L(轻度),血清钠<130 mmol/L(中度),血清钠<120 mmol/L(重度)。

(3)尿少、尿钠、尿氯减少或缺如;尿比重<1.010。

(二)急救措施

低渗性缺水主要功能代谢变化是血钠降低、血容量不足,因此,补充含钠液,以恢复细胞外液容量和渗透压是治疗的基本原则。对于轻、中型病例一般给以等渗电解质即可。对于重型应补充高渗盐水,以迅速提高细胞外渗透压,恢复体液平衡。

(三)护理要点

1.一般护理

(1)保持环境安静,减少噪声及其他刺激源,免除患者受影响而急躁不安。

(2)注意饮食应含高热量、高蛋白成分,减少纯水量或钠的摄取,以免水分过度滞留。

(3)患者过于疲倦者,应协助进食。

2.病情观察与护理

(1)注意在大量出汗或有显著消化液丢失情况下,应及时记录丢失量,并适当补充电解质,不应单纯补充水分,以免导致失钠多于失水的情况。

(2)长期使用利尿剂及低盐饮食的患者中,应当注意定期检查水电解质,适当补充钠盐,以免造成缺钠及低渗性脱水。

(3)密切观察脉搏、血压及尿量改变,如有疲乏、头晕及直立性低血压时应注意保护,以免因晕厥、摔倒而导致意外损伤。心率增速、脉压下降、四肢厥冷常提示休克,应及早给予等渗盐水以补充血容量,恢复组织灌流。

三、等渗性缺水

等渗性缺水又称急性缺水或混合性缺水。水、钠等比例丢失,血清 Na^+ 在 $135\sim150$ mmol/L 之间。

(一)病情评估

1.病史

等渗性缺水多见于消化液的急性大量丧失,如呕吐、肠梗阻、肠瘘、弥漫性腹膜炎及大面积烧伤早期的患者。

2临床表现

由于丢失的等渗的细胞外液,致血容量明显减少,临床症状发展较快,患者可有尿少、口渴、乏力、皮肤黏膜干燥、弹性差及头昏、血压下降等高渗性缺水与低渗性缺水的混合表现。

3.实验室及其他检查

血清钠在 $135\sim150$ mmol/L。

(二)急救措施

急救措施应以等渗盐溶液补充已丧失量。缺水量的计算,可按临床脱水缺钠程度,即根据临床表现、血清钠测量结果,动态观察后不断完善修正补液计划。

(三)护理要点

首先是防治原发病。对于等渗性脱水的患者,一般可用等渗盐水及平衡盐溶液尽快补充血容量,除了根据临床缺水缺钠的程度补给之外,还需输入当日液体的需求。等渗性脱水患者如单纯补充水分而不补充钠盐,则可转变为低渗性缺水,如临床出现低血压、休克,则应积极地进行抗休克治疗。其护理措施如下。

(1)对有频繁呕吐、腹泻或有消化道外瘘的患者,应及时记录最大体液丢失的情况,以作为液体补充的依据。

(2)随时评估有无低血容量的表现,定时检测脉搏、血压、尿量;注意有无颈静脉充盈不足及防止发生直立性低血压。

(3)经静脉途径快速输注等渗盐水或平衡盐溶液,以补充体液丢失,以避免休克、肾功能衰竭等并发症的出现。

(4)注意液体输注的速度,在心、肾功能不全的患者中,速度需加控制,以免出现循环负荷过重或肺水肿。

四、低钾血症

血清钾<3.5 mmol/L,称为低钾血症。低钾血症时,体内钾总量多数减少,但也偶有不减少。

(一)病情评估

1.病史
患者可有钾摄入不足或钾丢失过多病史。

2.临床表现
低钾血症的主要临床表现为心肌、骨骼肌、平滑肌收缩无力和腱反射迟钝。血钾<2.5 mmol/L 可有软瘫、恶心、呕吐、腹胀甚至肠麻痹。患者神志淡漠,但也有表现为烦躁不安者。血钾<2.0 mmol/L 时,出现嗜睡、神志不清。血钾越低,心肌应激性越高,可有第一心音低沉、心律不齐、低血压等。

3.实验室及其他检查
血清钾<3.5 mmol/L,严重低钾者常伴有代谢性碱中毒、血 pH、标准碳酸

氢盐升高,但尿呈酸性。心电图提示 T 波低平、S-T 段降低、Q-T 间期延长及出现 U 波。

(二)急救措施

补充钾,如患者能口服,应分次给予,最好在餐后给予。静脉补钾时,应注意如下原则:无尿不补钾(每天尿量应在 500 mL 以上)、钾溶液浓度不过高(0.3%左右)、滴入不过快、补钾不过量。采用静脉滴注补钾方法:10%氯化钾 15~30 mL 加入 5%~10%葡萄糖液 1 000 mL 中静脉滴注。一般每天补钾 40~80 mmol/L,第 1 天可用 80~134 mmol/L。如因缺钾发生严重心律失常、呼吸肌麻痹危及生命时,补钾量可增大,速度可加快。补钾溶液浓度可达 0.5%~1.0%,静脉滴注速度可达每小时 1.0~1.5 g 氯化钾,但不宜超过 1.5 g。钾缺乏而合并酸中毒或不伴低氯血症者,可用 31.5%谷氨酸钾溶液 20 mL 加入 5%葡萄糖液 500 mL 静脉滴注。

(三)护理要点

低钾血症的护理目标是预防有血钾过低倾向的患者发生血钾过低。评估时不仅应了解是否服用利尿药、糖皮质激素;有无呕吐、腹泻、胃肠减压及消化液丢失量;尿量如何;血液酸碱平衡有无异常。在有禁食或大量消化液丢失及使用利尿剂情况下,还应及时补充钾。口服氯化钾或枸橼酸钾。由于钾盐会刺激胃黏膜引起恶心、呕吐等反应,服钾盐后应嘱患者喝水,或改服缓释钾制剂。新鲜水果如橘汁、西瓜含钾量多,应鼓励摄食。如患者无法口服,则考虑静脉补充。为防止出现高血钾,必须在肾功能正常,有尿时补充。静脉滴注钾的浓度不宜>40 mmol/L,即 1 L 液体中氯化钾含量≤3.0 g。钾浓度较高时静注部位常会有严重疼痛及刺激现象,引发静脉炎,应降低滴速或浓度。绝对禁止以高浓度含钾液静脉滴注,以防导致心搏骤停。钾的毒性及引起心搏骤停的危险可从心电图的 T 波及 QRS 波形改变上观察到,故在大剂量补钾时,应施行心电图监测。补充钾量一般每天氯化钾≤6 g,严重缺钾时常需数天逐步纠正。对于使用洋地黄制剂的低血钾患者,应特别注意,因为低钾情况下极易导致洋地黄中毒。

五、高钾血症

血清钾>5.5 mmol/L,称为高钾血症。

(一)病情评估

1.病史
患者有钾输入、摄入过多病史。

2.临床表现

高钾血症主要表现为心脏传导系统紊乱,如室性期前收缩、心室纤颤、心动过缓,甚至心搏骤停。另外,高血钾也可出现四肢无力及软瘫、呼吸肌麻痹。有的患者伴有恶心、呕吐、腹痛。

3.实验室及其他检查

血清钾>5.5 mmol/L,常伴有 CO_2 结合力降低,血 pH<7.35;心电图特征为早期 T 波高尖,QT 间期延长,随后出现 QRS 波群增宽,P-R 间期延长,出现传导阻滞等。

(二)急救措施

早期识别和积极治疗原发病,控制钾摄入。高钾血症对机体的主要威胁是心脏抑制,治疗原则是保护心脏,降低血钾。

(1)积极治疗原发病,去除高血钾原因。如纠正酸中毒、休克,有感染或组织创伤时应及时使用抗生素及彻底清创等。

(2)立即停止补钾,积极改善,保护肾功能。

(3)有明显高血钾临床表现及心电图异常者,应紧急处理。立即用 10% 葡萄糖酸钙 10~20 mL 加入 50% 葡萄糖液 20~40 mL 中静脉缓慢注射,可根据情况重复应用,或有效后用 2~4 g 葡萄糖酸钙加入 10% 葡萄糖液 1 000 mL 中静脉滴注维持。氯化钙含钙量为葡萄糖酸钙的 4 倍,如同时存在严重低血钙者,则选用氯化钙为宜;静脉滴注 50% 葡萄糖 100 mL,内加正规胰岛素 10 U,1 小时滴完。或在 10% 葡萄糖液 500 mL 中,按 4 g 葡萄糖加 1 U 的比例加入胰岛素静脉滴注,以促进钾向细胞内转移;静脉快速滴入 5% 碳酸氢钠 100~200 mL,或11.2% 乳酸钠 60~100 mL,以纠正酸中毒促使钾进入细胞内,可根据病情重复应用,以不出现严重碱中毒为原则。

(4)促使钾从体内排除。肾功能良好者,使用排钾性利尿剂如呋塞米、阳离子交换树脂。可用聚磺苯乙烯 15 g 每天 3 次,饭前服,并口服 25% 山梨醇20 mL导泻,不能口服者可改用树脂 25~50 g 加入温水中或 25% 山梨醇 100~200 mL中保留灌肠,每天 2~3 次。树脂在肠道吸附钾而释放出钠,每克树脂能除去 1 mmol 的钾。

(5)给予足够热量及高蛋白饮食,以减少蛋白质分解释放出钾离子。

(6)当用上述方法仍不能控制高血钾时,应及时给予腹膜透析或血液透析,尤其适用于肾功能不全伴高血钾者。

(三)护理要点

(1)首先是防止高血钾发生,积极治疗原发病,去除高血钾的病因。如纠正酸中毒、休克,有感染或组织创伤应及时使用抗生素及彻底清创等。停用一切含钾药物和食物,以免血钾浓度进一步增高。

(2)患者应卧床休息,直到症状缓解。重度高血钾极易出现严重心律失常及导致心搏骤停,应密切监测生命体征,记录出入量,如尿量每小时<30 mL或每24小时<500 mL,应立即报告医师。

(3)对应用葡萄糖胰岛素治疗的患者,应注意防止出现低血糖或高血糖。

(4)注意患者尿量及肾脏功能,在有肾衰竭,需经口服或灌肠使用离子交换树脂,应向患者作适当的解释。需行腹膜透析或血液透析者应解释这些措施的重要性,消除不安心情,以期患者配合。术前应做好皮肤及器械准备,操作应严格遵循无菌原则,术后需注意观察有无感染征象或出血倾向,及时汇报主管医师。

第五节　酸碱平衡的监测

人体调节体液 pH 维持在一定范围的过程称为酸碱平衡。酸碱平衡对于人体维持正常的代谢与生理功能非常重要。在物质代谢过程中,机体虽不断摄入及产生酸性和碱性物质,但能依赖体内的缓冲系统(肺及肾)的调节,使体液的酸碱度始终维持在正常范围之内。如果酸碱物质超过负荷,或是调节功能发生障碍,其平衡状态将被破坏,导致酸碱失调。

一、代谢性酸中毒

代谢性酸中毒是体内碳酸氢根离子(HCO_3^-)减少引起的酸碱平衡紊乱。临床上最常见。

(一)病情评估

1.病史

患者有引起代谢性酸中毒的原因存在。

2.临床表现

代谢性酸中毒有原发病表现,呼吸深快,呼吸有酮味。面潮红、心率加快、周围血管扩张、血压偏低。中枢神经系统改变有疲乏、嗜睡、昏迷。对称性肌张力减退,腱反射减弱。

3.实验室及其他检查

血 $pH < 7.35$,CO_2 结合力下降,标准碳酸氢盐(standard bicarbonate,SB)下降。尿液呈酸性。

(二)急救措施

(1)积极病因治疗,这是治疗的根本问题。注意纠正同时伴随或酸中毒纠正后引起的水电解质平衡失调。

(2)适当补液以纠正脱水,轻度代谢性酸中毒往往可随之纠正。

(3)重度代谢性酸中毒需补充碱性液,一般认为血浆 $HCO_3^- > 18\ mmol/L$ 者只需治疗病因,不必补充碱性药。而血浆 $HCO_3^- < 10\ mmol/L$ 时,应快速补给碱性液。临床上常用碱性药为碳酸氢钠($NaHCO_3$),等渗液的 $NaHCO_3$ 浓度为 1.25%,在急需纠正酸中毒时采用 $5\%\ NaHCO_3$ 溶液。

(三)护理要点

首先要懂得重点在于治疗原发病及增加机体的代偿机能。代谢酸中毒患者常因呕吐、腹泻而造成严重脱水,应注意恢复血容量。需要仔细记录 24 小时出入液量及患者体重改变来决定输注等渗盐水或平衡盐液纠正水电解质紊乱。重症酸中毒常需静脉输注 $5\%\ NaHCO_3$ 溶液或乳酸钠溶液,以纠正碱基丢失。必须注意在使用碱性药物纠正酸中毒后,血中钙离子浓度降低,可出现手足搐搦,应经静脉给予葡萄糖酸钙治疗。钙剂不能与 $NaHCO_3$ 溶液混合给予,混合后可形成钙盐沉积。

护理上应注意观察呼吸频率与深度的变化。注意神志状况改变,保护患者避免发生潜在损伤。代谢酸中毒常合并有高血钾,可引起心律失常。对此情况应密切监测。在纠正代谢酸中毒过程中,还应注意可能出现的医源性碱中毒情况。

二、代谢性碱中毒

因体内酸丢失或潴留,致血浆中 HCO_3^- 升高而 H^+ 降低,血 pH 升高,称为代谢性碱中毒。

(一)病情评估

1.病史

如含有盐酸的胃液丢失过多、摄入碱性药物过量等,继发于各种原因引起的钾缺少和低钾血症等。

2.临床表现

代谢性碱中毒的患者可表现有呼吸浅慢,严重者呼吸暂停;神经肌肉应激性增强、出现腱反射亢进及手足搐搦;此外尚有头痛、失眠、嗜睡、谵妄、惊厥、心律失常等;若为低血钾所致,则兼有低血钾的临床表现。

3.实验室及其他检查

血气分析:血 $pH>7.45$、SB、实际碳酸氢盐(actual bicarbonate,AB)、缓冲碱(buffer bases,BB)均升高,剩余碱(base excess,BE)呈正值增大,动脉 PCO_2 不成比例增高。CO_2 结合力 >29 mmol/L,血清钾、氯常降低,血钠正常或升高。低钾性代碱,尿呈酸性,尿氯常 >20 mmol/L。低氯者尿氯 <10 mmol/L。心电图常示低钾、低钙的心电图表现,典型改变为 ST 段压低,T 波平坦、增宽或倒置,Q-T 间期延长。

(二)急救措施

代谢性碱中毒着重于原发病的积极治疗。对丧失胃液所致的代谢性碱中毒,可输注含有 Cl^- 的等渗盐水或葡萄糖盐水,不但能恢复细胞外液量,而且可纠正低氯性碱中毒,使 pH 恢复正常。同时补给氯化钾,能加速纠正代谢碱中毒。对重症患者,可应用盐酸的稀释溶液迅速排除过多的 HCO_3^-。

(三)护理要点

了解治疗原则,积极配合医师治疗原发病,减少碱剂摄入,控制呕吐或胃肠减压导致的体液丢失。纠正代谢性碱中毒,对轻症者在补充等渗盐水与氯化钾后多可获矫正;等渗盐水中含较多的 Cl^-,故可纠正低氯性碱中毒。重症患者可以给予氯化铵,但对肝肾功能不全者忌用。紧急情况下可使用 0.1 mmol/L 的盐酸溶液经中心静脉滴入,但必须注意滴速,以免造成溶血等不良反应。治疗过程中应当注意血钾水平,在碱中毒纠正后可出现血钙水平改变,有手足搐搦时,可给予钙剂纠正。应注意患者的呼吸状况,监测患者血液、尿液中的电解质情况。测量患者体重。根据情况决定输液速度并记录出入液量以评估患者对治疗的反应。向患者解释控制服用碱性药物的意义。采取积极措施,避免发生潜在损伤。

三、呼吸性酸中毒

呼吸性酸中毒是由于肺泡通气功能不足致使体内产生的 CO_2 不能充分排出或 CO_2 吸入过多而引起的高碳酸血症。

(一)病情评估

1.病史

患者有引起呼吸性酸中毒的病因存在。

2.临床表现

急性呼吸性酸中毒患者以呼吸困难和缺氧为主。表现为气促、烦躁不安、发绀、呼吸节律改变,严重者呼吸骤停、血压下降、心律失常和心力衰竭,甚至出现心室纤颤、心脏停搏。慢性呼吸性酸中毒者常感倦怠、乏力、头痛,随后兴奋、失眠、躁动、面部肌束和手指震颤。当动脉 $PCO_2>9.9$ kPa(75 mmHg)时,可出现 CO_2 麻醉即肺性脑病。

3.实验室及特殊检查

(1)血气分析示:血 pH<7.35、动脉 $PCO_2>6.4$ kPa(48 mmHg)、SB 及 AB 升高、AB>SB。CO_2 结合力一般升高(除代谢性碱中毒外)、血清钾升高、血清氯降低、尿 pH 下降。

(2)眼底检查:肺性脑病时眼底血管扩张,可有视盘水肿。

(二)急救措施

尽快治疗原发病和改善患者的通气功能,去除呼吸道及其他妨碍气体交换的因素,恢复呼吸道畅通,并及时给氧。如气管插管、气管切开、用呼吸机进行人工呼吸等。如因使用呼吸机不当而发生呼吸性酸中毒,则应调整呼吸机的频率、压力或容量。

(三)护理要点

解除呼吸道梗阻,恢复与维持有效通气是本病治疗护理的关键。紧急时需通知医师,并做气管切开准备,或行辅助呼吸。对有肺不张的患者,应鼓励多做深呼吸,改善换气。其他改善呼吸状况的治疗,如使用抗生素控制呼吸道感染、体位引流、雾化吸入、支气管扩张剂等,应根据患者原发病的情况采用。呼吸性酸中毒时通过改善通气、换气功能,促使 CO_2 排出。高浓氧吸入治疗可抑制呼吸中枢,使用时应小心。呼吸性酸中毒通过改善呼吸功能即可矫正酸中毒,通常情况下不使用 $NaHCO_3$ 等碱剂。呼吸性酸中毒可同时存在其他电解质紊乱,应加以监测。对有气急、胸闷、呼吸困难而烦躁焦虑的患者,应给精神安慰,并及时给予吸氧等。在改善通气状况后,焦虑、烦躁常亦明显改善。呼吸困难的患者应给予软枕、靠垫或摇高床头。尽量使患者处于较为舒适的体位。有慢性呼吸道疾病的患者,常有排痰困难。应协助其更换体位、拍背、指导患者做好体位排痰。

重症患者,如有定向障碍、昏迷时,应有专人护理,定时翻身,预防压疮及坠床等意外发生。在慢性呼吸衰竭引起的呼吸性酸中毒患者,如果使用呼吸器不当,动脉血 CO_2 下降过速,可出现手足抽搐等碱中毒的改变,应予以注意。

四、呼吸性碱中毒

呼吸性碱中毒主要是由于肺的换气过度增加,体内失去过多 CO_2,碳酸减少,而致 pH 上升所致,又称低碳酸血症。

(一)病情评估

1.病史

任何原因引起肺换气过度,CO_2 排出过多,血中碳酸减少而 HCO_3^- 相对增加,导致 pH 升高,均可引起呼吸性碱中毒。

2.临床表现

呼吸性碱中毒者常表现眩晕、手足麻木或针刺感、肌肉震颤、肌张力增高、手足抽搐、心跳加快或心律失常等。

3.实验室及其他检查

(1)血气分析示:pH$>$7.45,动脉 $PCO_2$$<$4.7 kPa(35 mmHg),AB 和 SB 降低、AB$<$SB。CO_2 结合力$<$22 mmol/L(排除代谢性酸中毒),血清钾、氯降低,尿 pH$>$6。

(2)心电图示:ST 段压低、T 波倒置、Q-T 间期延长。这些变化和心肌缺血、细胞内低钾有关。

(3)脑电图异常(脑组织缺氧所致)。

(二)急救措施

(1)积极治疗原发病,轻症及癔症者可随着原发病的改善而纠正。

(2)重症呼吸性碱中毒可用纸袋罩于患者口鼻行重复呼吸,使其吸回呼出的 CO_2,或吸入含 5% CO_2 的氧气(注意避免发生 CO_2 急剧升高造成高碳酸血症)。危重患者可先用药物减慢呼吸,然后行气管插管进行辅助呼吸,以降低呼吸频率和减少潮气量。

(3)抽搐者可用 10% 葡萄糖酸钙 10～20 mL 稀释后静脉注射。

(4)可试用乙酰唑胺,以增加尿中 HCO_3^- 排出。

(三)护理要点

积极去除病因,注意监测生命体征,观察呼吸频率、深度及神经肌肉兴奋的

症状和体征。病房应安静,减少对患者的刺激。注意保持水电解质及酸碱平衡。

第六节 用 药 监 测

药物治疗是临床治疗的重要手段和主要内容,危重症患者也不例外。作为药物治疗的执行者和直接监护者,护理工作者在药物治疗的整个过程中都站在第一线。因此,对危重症患者的用药进行全方位的监护,包括配合临床医师和临床药师合理用药,取得最佳的药物治疗结果,应该成为重症护理中的重要内容。

一、影响药物发挥治疗作用的因素

影响药物正常发挥作用的因素有很多,一般包括药物本身的因素、患者生理、精神因素及社会方面的因素等。这里重点讨论药物本身、人体生理及具体给药、用药方面的影响。

(一)药物剂型及给药途径

1.药物剂型

任何药物供临床使用之前,都必须制成适合于医疗或预防应用的形式,即药物的剂型。药物的剂型主要取决于临床的需要及药物本身的性质,有时为了满足临床用药目的不得不对药物进行一些结构或剂型上的改变。虽然各种剂型都有适合自己的给药途径,但剂型与给药途径并非一对应,因此,对药物的疗效也并不仅仅由于给药途径不同而引起。有时,尽管是同一药物的同一剂型,也可能由于不同厂家、批号或制剂工艺的不同引起药物生物利用度的差别,从而使药物的体内过程和疗效产生较明显的差异,这些需要在临床中引起注意。

2.给药途径

一般来说,药物必须在作用部位的靶器官或组织中达到一定的浓度,并维持一定时间,才能对机体产生治疗作用。显然,对于大部分靶器官或组织来说,药物只有通过给药部位直接(血管内给药)或间接(血管外给药)进入血液循环后,才能被血液转运到作用部位。

给药部位和给药途径的不同,能直接影响药物吸收进入血液循环系统的快慢和多少,从而决定了药物作用的强度、起效时间、持续时间等。有时,甚至由于给药途径的不同而产生不同的临床作用。给药途径不同,药物进入循环系统的速度就不相同,在组织无缺陷和炎症的情况下,吸收速度由快到慢,一般情况下:

静脉途径＞吸入途径＞肌肉途径＞皮下途径＞直肠途径＞黏膜途径＞口服途径＞皮肤途径。

临床用药时,除应根据患者病情选用正确的药物治疗外,还应注意正确选择适当的给药途径,以使药物尽可能发挥应有的作用和疗效,一般应考虑以下几点。

(1)病情程度:患者病情急症时一般应选吸收快、起效迅速的给药途径,即使非急症患者,如果有昏迷或吞咽困难等情况,也必须选择肠道外的给药方式。

(2)药物作用的靶器官:如严重感染一般选择全身给药途径;而某些局部疾病,只需局部用药就可有效。

(3)药物不良反应:如药物可导致严重的胃肠道功能紊乱时,则应选择非肠道给药或直肠给药,而不应选择口服给药。

(4)根据药物性质正确给药:并非所有药物都有各种剂型或可以应用各种给药途径。

(5)药物的生物利用度:生物利用度低的药物口服给药很难达到理想的药物浓度范围。

(6)安全性和方便性:口服给药是患者最容易接受的给药方法,注射往往带来局部创伤和疼痛,而且需要一定的装置。

(7)患者的依从性:当遇到不愿意配合接受用药的患者,应考虑是否为给药方法不能接受所致。

(二)时间因素

1.给药时间

(1)不同的药物和不同个体的病情对给药间隔有着不同的要求,但在实际工作中,护理人员为了作息时间上的方便,总是按照比较固定的时间给药。这对某些药物(抗生素类或治疗指数较小的药物等)的疗效可能产生较大的影响,对危重病患者产生的影响可能更大。

(2)确定剂量间隔时间:剂量间隔时间主要是依据药物在人体内的药代动力学特点确定的。药代动力学研究药物在体内的吸收、分布、代谢和排泄过程,预测药物在体内产生作用的起始时间、维持时间、药物从体内清除的速率等,据此原理可以通过数学公式计算给药剂量和间隔时间,并进行验证。这样,如果临床存在影响药代动力学性质的因素都需要对给药的剂量或给药间隔时间作出相应的调整。危重症患者多存在多种脏器或组织功能的损害或衰竭,因而影响药代动力学程度更大、更复杂,对其给药间隔时间应特别注意准确掌握、及时调整。

2.饮食时间

(1)服药时间与进食时间的先后会影响药效的正常发挥,这主要是因为进食可以影响以下几个方面:①影响胃排空速率,进而影响药物的吸收或稳定性。②影响药物向消化道壁的扩散,从而使药物的吸收减慢。③影响药物的溶解,导致药物吸收减慢,起效减慢。

(2)同时服用食物与药物发生相互作用的机会比较多。因此,护理人员在进行用药监护时应注意患者进食的品种、数量及其与给药的先后顺序,减少饮食对药效的不良影响。

3.人体生物节律时间

由于生物节律的存在,许多病理变化都具有一定的节律性。例如,机体每天分泌皮质激素量的70%在午夜至上午9时之间,其中以上午8时为峰值。因此,若在高峰期一次投入日糖皮质激素的总量,不但可以增加疗效,而且还可以减少对机体内源性分泌的抑制作用。因此,掌握药物作用的时间节律及患者生理、病理过程的时间节律,选择最佳的给药时间,不但可以增加药物的疗效,还可能降低药物的不良反应。

(三)生理因素

对于某些特殊人群如小儿、孕妇、老人等,由于他们特殊的生理状况,使得他们对药物的作用和反应发生改变,因此,在给他们用药时要作相应的调整。

(四)遗传因素

药物在人体的吸收、分布、代谢和排泄都可能受到人体遗传因素的影响而发生改变,特别是单基因遗传变异所致的药动学异常值得注意;遗传因素也可改变药物的效应。这些都可以在临床药物治疗中表现为个体之间在药理效应和不良反应等方面的差异。基于此,通常所说的药物在疗效或不良反应等方面所表现出来的某些"个体差异",其实质则是遗传因素导致的某些基因或特殊蛋白的多态分布,这在药学上称为"药学基因组学"或"药学蛋白组学"。

(五)病理因素

药物可以对疾病起到治疗的作用,反过来,很多疾病也会影响药物正常作用的发挥。人体在疾病状态下,很多器官的功能都发生了改变,此时如果某些药物在发挥治疗作用的4个阶段中有某项过程需要经过这些受损器官处置时,其最终疗效和反应将会受到影响。例如,消化系统的疾病可能会影响口服药物的吸收利用,从而影响其正常发挥作用;如果患者的血液循环出了问题,那可能会对静脉给药产生影响。

(六)合并用药

临床上合并用药的现象非常普遍,在对危重症患者的药物救治中更是如此。不合理的合并用药可能发生体外和体内药物之间的相互作用。药物的相互作用,有的时候应该避免,有的时候却要利用。例如,吗啡中毒时,可用吗啡受体拮抗剂纳洛酮阻断吗啡作用等,这些都要求我们熟知各种药物的特性,了解药学的基本理论知识,以判断它们合用后可能产生的有利或有害作用使临床用药做到灵活机动,有的放矢。

二、药物不良反应及其监测

药物具有两重性,在发挥治疗作用的同时,不可避免地会出现一些不良反应。因此,药物不良反应的监测在临床用药监护中也是一项重要的工作内容。

(一)药物不良反应的分类

药物不良反应的分类方法很多,这里介绍常见的 2 种。

1.按发生机制与药物药理作用之间的关系分类

(1)A 型:A 型不良反应是指由于药物的药理作用增强所引起的不良反应,其严重程度与用药剂量有关,一般容易预测,发生率较高而死亡率较低。

(2)B 型:B 型不良反应是指与药物常规药理作用无关的异常反应,通常难以预测在具体患者身上是否会出现,在药物研究阶段的常规毒理学试验中难以发现,一般与用药剂量无关,发生率较低但死亡率较高。

2.按药物不良反应的临床表现分类

(1)不良反应:一种药物往往具有多种药理作用,人们往往利用其一两种作用,而其他的作用就会成为不良反应。但是药物的不良反应不是绝对的。

(2)毒性反应:药物在超过治疗剂量时能引起人体生理、生化方面的变化和脏器、器官的功能或形态方面的损害,这是药物的毒性作用,也叫毒性反应。不同药物的毒性性质和毒性反应其临床表现不同,但反应程度都和剂量有关。由于不同个体对药物的敏感性不同,有时剂量虽然没有超过正常范围,但有的患者也会出现毒性反应。

(3)后遗效应:指停药后仍残留于体内的低于最低有效浓度的药物引起的药物反应。这些效应遗留的时间有长有短,还有些药物能引起难以恢复的器质性损害。

(4)特异反应:指个体对某些药物的特有的异常敏感性。遗传因素造成体内某种代谢酶缺乏,药物代谢受阻,因而导致特异反应。

(5)二重感染:在应用抗感染药物的过程中,由于体内对药物敏感的细菌被杀灭。而一些对该抗感染药物具有耐药性的细菌趁机大量繁殖,引起严重的感染,称为二重感染或菌群失调。

(6)药物依赖:①心理依赖性又称精神依赖或称习惯性。表现为渴求定期地连续使用某种药物,以追求某种"舒适"感。②生理依赖性又称身体依赖或成瘾性。长期应用某种药物,一旦停药会出现一些病态表现和症状,即"戒断症状",严重的甚至能发生惊厥或死亡。

(7)致畸作用:指药物作用于胎儿的器官形成期,引起婴儿的先天性畸形。

(8)致癌作用:有些药物长期服用以后,能引起机体某些器官、组织、细胞的过度增殖,形成良性或恶性肿瘤。具有诱发癌症作用的物质称为致癌因子。

(9)致突变作用:可使遗传因子 DNA 的结构发生突变和染色体异常的称为致突变作用。

(10)变态反应:指药物作为抗原或半抗原进入机体,使淋巴细胞或体液免疫系统致敏。在机体处于致敏状态下,再次接触同样的变应原时,发生抗原与抗体反应,产生某种程度的组织损伤或功能障碍。

(二)药物不良反应的监测

1.药物不良反应监测范围

我国《药品不良反应监测管理办法》对药物不良反应的报告范围有明确规定:上市 5 年以内的药品和列为国家重点监测的药品,应报告该药品引起的所有可疑不良反应;上市 5 年以上的药品,主要报告该药品引起的严重、罕见或新的不良反应;进口药品自首次获准进口之日起 5 年内,报告该进口药品的所有不良反应。

2.药物不良反应报告内容

(1)患者的一般情况。

(2)药品不良反应的表现、临床检查、处理与结果。

(3)引起不良反应的药物。

(4)因果关系分析判断。

3.药物不良反应因果关系的评价

(1)用药与不良反应的出现有无合理的时间关系。

(2)所出现的不良反应是否符合该药物已知的不良反应类型。

(3)停药或减量后,不良反应是否消失或减轻。

（4）再次使用可疑药品后是否再次出现同样反应。

（5）所出现的不良反应能否用合并用药作用、患者病情的进展、其他治疗的影响来解释。因果关系分为肯定、很可能、可能、不太可能和不可能。

三、危重患者用药特点及其监护原则

危重症患者的用药除了具有一般患者用药的基本特点外，还具有其特殊性。应该说，危重症患者将某些影响药物作用的因素体现得更为突出、更为集中，因此，对危重症患者用药的监护也更为复杂和困难，为护理人员提出了更高的要求。

（一）危重症患者用药特点

1.静脉为主，多途径给药

一般在急性期，要求药物治疗起效快，危重症患者的用药途径多选择静脉给药，有时也辅以肌内注射等多种给药方式。而急性期过后，一般可选用口服等方式给药。

2.用药常需个体化

危重症患者的用药应根据其病因的差别和病情的轻重有所区别，而且由于多数药物直接影响到多种器官功能的调节，对用药品种和给药剂量的准确度要求较高，常常需要对给药剂量、给药间隔，甚至给药速度和具体溶酶等进行个体化，必要时还要进行血药浓度监测。

3.药物相互作用发生机会大

一般的危重症患者常同时或在短期内接受多种甚至数十种药物的治疗，这就增大了各种药物之间相互作用的机会。因此，医务人员必须掌握相关知识，对一些有益的相互作用加以利用，对可能发生的不良相互作用尽量避免或提前预防，以提高临床救治水平。

4.发生药物不良反应的机会多

危重症患者病情危重，常常伴随多器官功能的失调或衰竭而影响药物的体内过程，使其发生不良相互作用的可能性大，这些都增加了发生药物不良反应的机会。另外，一些与药源性疾病相关的药物及一些可能容易导致滥用的药物常常在ICU使用。这些都对药物不良反应的预防和监护处理提出了更高的要求。护理人员必须从思想上重视药物不良反应，了解其给疾病救治带来的潜在的和巨大的危害，及时发现和处理不良反应，并不断积累防治经验。

5.用药反应监测难

有些患者昏迷或神志不清，往往对药物治疗的反应不能主诉；有些疾病、器

官功能改变或合并用药影响到某种药物的敏感性或体内过程,导致对某种药物的反应观察起来不易抓住重点;有时由于抢救或治疗工作量大而不能有足够的时间精力观察药物治疗的反应。这些都对药物治疗所表现出的各种反应的观察和监测造成一定难度,除了常规监测外,必要时应利用一些专用的仪器设备或手段,以及药学专业人员的辅助指导。

(二)急危重症患者用药原则

(1)正确地判断患者危重症程度,抓住主要矛盾和目前需要解决的首要问题。注意了解患者的病史和用药史,明确用药指征。准确地选择药物及其剂量、给药方法,保证严格按照给药方案、给药方法及时间,给患者用药。

(2)严密观察用药后的各种反应,结合各种监护仪器和设备综合评价药物疗效和不良反应,必要时积极利用治疗药物监测等手段。

(3)按照个体化的差异,根据患者的病理、生理特点制订合理的给药方案,保证治疗的安全、有效。

(4)综合分析所用药物,注意减少或避免药物之间相互不良反应,必要时相应调整用药剂量或给药间隔。

(5)预防和及时发现潜在的药物不良反应,积极观察,判断和处理已经出现的不良反应,减轻其对原有疾病救治的影响。

(6)在保证救治质量的前提下,应注意用药成本的控制,尽量做到药物治疗的经济性。在可能的条件下,注意做好患者的用药教育,提高用药的依从性。

(三)危重症患者用药监护要点

1.给药前监护要点

给药前监护要点在于充分了解病情、病史及患者的个体特点,首先判断其是否具有用药的适应证和禁忌证,然后选择其最佳的给药途径,并做好其用药前的准备。

(1)认真阅读病历和医嘱,明确用药目的。了解患者病情和病史,特别应注意患者的用药史和药物过敏史,了解其肝、肾等重要脏器功能,判断医嘱用药是否符合适应证、禁忌证,是否需要进行必要的过敏试验,是否需要调整给药剂量或间隔,医嘱的给药途径是否为最佳。

(2)根据自身理论知识,判断医嘱同时给予的药物之间或其他处理之间是否存在潜在的矛盾或相互不良反应,如有疑问,应该及时与医师或药师取得联系,做出必要的调整。

（3）如果是注射给药，应判断同时配伍的药物之间是否存在配伍禁忌。一般认为，药物不宜加入血液、血浆、脂肪乳、甘露醇的饱和溶液、碳酸氢钠、氨基酸、右旋糖酐等溶液。

（4）配药时应严格执行查对制度，首先检查药品外观质量、规格有效期等，并注意按照每种药物或剂型的特点进行准备、配制或贮藏。危重症患者多以静脉给药，尤其应注意其配制要求。

（5）能引起变态反应的药物，必须在给药前按要求进行皮内试验；同时在注射前备好变态反应时的急救药物，并熟练掌握急救方法。

2.给药时的监护要点

首先要注意每种药物的正确给药方法、部位及其他注意事项，静脉给药时应注意静脉推注或静脉滴注速度的控制，还应注意给药时发生的一些特殊反应。

（1）注射给药前，尤其是在胸、腹腔注射或鞘内注射前，应评估患者的精神及体力状态，以判断其对该给药途径的耐受能力。必要时应向医师报告，采取有效措施。

（2）严格遵守给药时间，充分理解不同给药时间的目的，时间误差不应超过0.5 小时。

（3）静脉给药应有计划地使用穿刺部位，部分易引起穿刺渗漏或静脉炎的药物，应选择较粗、较直的静脉穿刺，必要时还应事先做好给药部位热敷、乙醇涂擦等准备。

（4）在注射过程中，应密切观察患者的一般情况，若出现心慌、头晕、出汗、面色苍白，以及脉搏、呼吸、血压变化等，应立即拔出注射针，将患者平卧于床上，同时告知医师，并协助医师进行必要的处理。

（5）口服或其他患者自行给药方式时应指导和监督患者服药，确信患者正确并确实用药时，方能离开。注意交代用药时间，口服用药应嘱咐患者用温开水送服，避免用牛奶、乳制品及其他饮料服药。舌下含服、外用片剂、气雾剂等特殊给药方式应特别交代患者。

（6）患者服用量不足 1 片（粒）时，应与医师商量是否有必要调整用药规格、剂型或更换药物，以确保给药剂量的准确。缓释（长效）制剂、肠溶制剂或其他特殊包衣制剂切不可研碎或掰开使用，否则不但起不到应有的疗效或特殊作用，而且会增加不良反应。

（7）静脉给药应按要求控制好给药速度，静脉滴注时最好每 30 分钟检查1 次滴速，确保药物恒速输入。若采用不同速率给药，则应注意负荷滴注时间。

3.给药后的监护要点

给药后应注意观察和了解给药患者的各种反应,主要包括对药物临床疗效的监测和对药物不良反应的监测,有时还可结合其他一些非临床指标的监护。综合分析判断用药后产生的疗效和不良反应,及时调整用药,提高救治的成功率。

(1)临床疗效的监测:①根据临床指标监测疗效;②根据非临床指标手段-血药浓度监测,必要时进行体液药物浓度的监测,可以帮助我们间接了解患者药物疗效,也可以据此利用药动学和药效学的原理帮助我们预测药物的疗效或潜在毒性,根据实际情况调整给患者的用药方案。

(2)药物不良反应的监测:监测药物的不良反应不但可以帮助我们把握用药的安全性,及时进行用药调整,还能帮助我们鉴别和区分一些用药反应与病理反应,发现这些反应,都必须及时作出全面的分析,以便调整用药方案。对于出现的不良反应,应进行相应的治疗处理,减少其对疾病救治造成的不利影响。

第四章

感染的护理

第一节　呼吸机相关性肺炎

呼吸机相关性肺炎(ventilator associated pneumonia，VAP)是指经气管插管行机械通气 48 小时以后而发生的肺部感染，或原有肺部感染用呼吸机 48 小时以上发生新的病情变化，是机械通气过程中常见且严重的并发症之一。

一、病因

(一)机体免疫力低下

机械通气患者常并发各种疾病，营养状况差，长期卧床或意识不清；广谱抗生素、激素的使用，患者抵抗力低下；人工气道、机械通气等侵入性操作，机体防御屏障破坏，增加了发生的风险。

(二)呼吸屏障机制受损

细菌在上呼吸道定植、吸入和黏附；机械通气患者，吞咽反射及咳嗽反射减弱甚至消失；人工气道的建立，使气道黏膜基底部暴露，口咽部与下呼吸道的屏障功能直接受到损害，黏性分泌物增加；气管插管后口咽分泌物在气囊上方积聚，经气管内壁与套管气囊间隙大量进入下呼吸道，引起感染。

(三)胃内容误吸

胃内酸碱度降低和细菌定植、误吸，胃肠道是杆菌最主要的定植场所，放置胃管刺激咽部，影响食管下段括约肌的关闭，易引起反流而造成感染；此外，食管括约肌的持久松弛，胃内细菌沿管壁上移至咽部，再进入下呼吸道也易引起感染。

(四)呼吸机管道污染

呼吸机管道中积聚的冷凝水是细菌寄居的高污染物,为细菌重要的培养基,其中主要为革兰阴性杆菌。

(五)体位

长时间体位及活动范围受限,胃肠蠕动减弱,容易产生肠胀气及胃内食物反流,反流物质积存在口腔内没有被及时清除时,会引起误吸导致肺部炎症,从而增加了感染的机会。

(六)ICU环境和医护人员的手交叉感染

1.空气

ICU内呼吸治疗器械产生大量带菌气溶胶颗粒。较小气溶胶微粒在气悬状态下做布朗式运动,能进入下呼吸道和肺泡。加之应用机械通气的患者免疫功能多较低下,则易发生VAP。

2.手

由于医护人员的手传播细菌而造成VAP约占30%,特别是机械通气患者需不断吸痰,医务人员手上携带的病原菌可通过吸痰管直接进入下呼吸道引起VAP。另外,多个患者的吸痰如果不加以注意,易造成相互间的交叉感染。

二、临床表现

(1)患者出现发热>38 ℃,呼吸道有大量脓性分泌物。

(2)肺部可闻及湿啰音。

(3)外周血白细胞计数增多、中性粒细胞比例升高。

(4)X线检查:显示肺部有浸润性阴影或出现新的浸润性阴影。

(5)病原学检查:支气管分泌物分离到病原菌。

(6)痰培养及痰涂片:细菌培养杆菌阳性主要有铜绿假单胞菌、大肠埃希菌、肺炎克雷伯杆菌;球菌主要有金黄色葡萄球菌。

(7)床旁X线:双肺斑片状影或单肺斑片状影。

三、护理措施

(一)ICU环境

严格管理制度,限制探视;病房定时通风,保持室内空气清新、湿润,室温24~26 ℃,湿度50%~60%,紫外线照射每天1次;ICU空气菌落<200 cfu/m³,每月检测1次;用含氯消毒液擦拭地面、墙壁、床栏等。进入室内要换鞋、戴帽子和口

罩,严格遵守操作规程,为患者操作前后均应洗手,勤洗手是预防 VAP 简单而有效的措施。

(二)采取半卧位

根据患者病情对符合条件的患者尽可能采取半卧位,即抬高床头 $30°\sim45°$,有利于食物靠动力作用通过幽门进入小肠,减少胃内容物潴留,利于胃内容物排空和食物消化,可有效减少或避免反流与误吸,明显降低胃内细菌的逆向定植及 VAP 的发生;同时可以减少回心血量,减轻肺淤血;半卧位可以使膈肌下降,胸腔容积相对增大,患者肺活量增加,从而减轻心肺负担。

(三)呼吸道管理

1.气囊的管理

建立人工气道的患者在机械通气时应将气囊充气,气囊的压力是决定气囊是否损伤气道黏膜的重要因素。采取最小漏气技术充气,即每次少量充气,直到恰好呼吸时听诊不能闻及气囊周围漏气为止,此时再从气囊内缓缓抽吸出 $0.2\sim0.3$ mL 气体,使机械通气的每次吸气高峰到来时都有微量气体从气囊周围溢出,但不会引起低压报警。此种充气方法不会对气管壁及周围组织产生压迫,故不必定时放出气囊内气体,这样既减少了护理工作量,又可防止并发症发生。

2.充分湿化气道

气道的充分湿化十分必要。根据痰液黏稠度来调整湿化液量,每天湿化液量则不应<250 mL。

3.适时吸痰

吸痰是保持呼吸道通畅,确保机械通气治疗效果的关键。但进食 30 分钟内尽量不要吸痰。根据患者需要进行适时吸痰,可减少吸痰次数,从而减少了对患者的机械性刺激,使机械通气患者发生 VAP 的机会降低。

(四)呼吸机管路的管理

定时对气管深部的分泌物进行细菌培养。管道中的冷凝液及时倒掉,冷凝液收集瓶应置于管路最低位置,防止倒流误吸。定期更换消毒呼吸机的空气过滤器、传感器和气体滤过管道复苏囊等。切断寄植感染环节,加强对呼吸管路消毒,缩短机械通气时间,严格消毒器械是预防细菌导致 VAP 的关键。

(五)口腔护理

口腔护理对人工气道者非常重要,每天 2 次,根据口腔 pH 选用口腔清洗液,pH 高时选用 2%～3%硼酸溶液擦拭,pH 低时采用 2%碳酸氢钠溶液擦拭, pH 中性时用 1%～3%过氧化氢溶液或生理盐水擦拭,以预防由于口腔病原菌逆流而引起呼吸道感染。

四、预防

(一)与器械相关的预防措施

1.呼吸机清洁与消毒

呼吸机的消毒主要是指对呼吸机整个气路系统,如呼吸回路、传感器、内部回路及机器表面的消毒。清洁、消毒呼吸机时,应遵照卫生行政管理部门对医疗机构的消毒管理规定和呼吸机的说明书规范进行,所有一次性部件使用后应按照卫生部门相关规定丢弃并保证环境安全。

2.呼吸管路的更换

呼吸管路污染是导致 VAP 的外源性因素之一。机械通气患者虽无须定期更换呼吸管路,但当管路破损或污染时应及时更换。

3.细菌过滤器的应用

细菌过滤器常放置在吸气管路和/或呼气管路端。放置在吸气管路端可防止呼吸机送出气体内的病原体进入患者气道,放置在呼气管路端可防止患者呼出气中所含病原体污染呼吸机,细菌过滤器使用的缺点是可增加气道阻力和无效腔。研究显示,在呼吸机的吸气管路和呼气管路端均放置细菌过滤器,并未降低 VAP 的发病率,但是需结合医疗环境的清洁度、洁净度等污染因素后确定是否使用。对疑似或确诊为肺结核的机械通气患者,应在呼气管路端放置细菌过滤器,避免污染呼吸机和周围环境。

4.吸痰装置及更换频率

吸痰装置常见的有开放式吸痰装置与密闭式吸痰装置。目前研究表明,采用开放式或密闭式吸痰装置均不影响 VAP 的发生。但开放式吸痰管应一次性使用,密闭式吸痰装置除非破损或污染,无须每天更换。

5.支气管软镜无菌化管理

在 ICU 内,支气管软镜的应用常包括支气管软镜引导下气管插管、支气管软镜诊断和经支气管软镜气道分泌物引流等。有研究显示,ICU 的支气管软镜操作是 VAP 发生的独立危险因素。这提醒严格支气管软镜的消毒、灭菌、维护具有重要的临床意义。

(二)与操作相关的预防措施

1.气管插管路径与鼻窦炎防治

有创机械通气患者所建立的人工气道的目的是进行机械通气、清理呼吸道分泌物及保持患者气道通畅。有研究认为,尽管经口气管插管的气道并发症较经鼻气管插管多,但经口气管插管可降低鼻窦炎的发病率。气管插管患者继发鼻窦炎是 VAP 的危险因素,且缺乏临床特征。经鼻气管插管患者出现难以解释的发热时,需行影像学检查评估是否患有鼻窦炎,并及时治疗。

2.声门下分泌物引流

有研究显示,持续吸引和间断吸引声门下分泌物均可明显降低 VAP 的发病率。

3.气管切开的时机

长期机械通气的患者常需要行气管切开术,相对于气管插管,气管切开能减少无效腔,增加患者的舒适度,利于口腔护理和气道分泌物引流,可能有助于缩短机械通气时间。但由于是有创性操作,可出现出血、皮下或纵隔气肿及气道狭窄等并发症,因此,选择气管切开的时机非常重要。

4.抬高床头

使患者保持半坐卧位抬高床头可有效预防 VAP,尤其利于行肠内营养的患者,可减少胃内容物反流导致的误吸。但抬高床头 45°不仅患者难以耐受,且增加护理难度。因此,适度抬高机械通气患者床头是合适的。

5.肠内营养

机械通气患者常存在胃肠道革兰阴性肠杆菌定植。有试验发现,经鼻肠营养与经鼻胃内营养相比,前者可降低 VAP 的发病率,但两者在病死率方面并无差异。

6.控制外源性感染

引起 VAP 的病原体常可通过医护人员及环境感染患者。研究表明,进行严格的手卫生可降低 VAP 的发病率。

7.口腔卫生

临床用氯己定护理口腔可有效降低 VAP 的发病率。

第二节　导管相关性血流感染

导管相关性血流感染(catheter related blood stream infection,CRBSI)是指

带有血管内导管或者拔除血管内导管 48 小时内的患者出现菌血症或真菌血症，并伴有发热(体温≥38 ℃)、寒战或低血压等感染表现，除血管导管外，没有其他明确的感染源。

一、病因

(一)微生物

导管接头及穿刺部位周围皮肤表面微生物定植是 CRBSI 病原体的主要来源。

(二)患者因素

患者的免疫系统低下，如白细胞计数减少、粒细胞功能减退、免疫抑制和免疫缺陷、烧伤、现存感染合并严重的原发病等，都是发生 CRBSI 的高风险因素。

(三)导管材质及类型

导管材质的不同是导致 CRBSI 发生的一个潜在因素。聚氯乙烯、聚乙烯和硅胶导管被认为凝固酶阴性葡萄球菌附着的发生率高于聚四氟乙烯或聚氨酯导管。导管的管径越粗，越容易导致 CRBSI 的发生。双腔和三腔导管较单腔导管更易引起 CRBSI。

(四)穿刺部位

穿刺部位的皮肤菌落计数是导致 CRBSI 的主要危险因素。CRBSI 发生率：锁骨下静脉＜颈内静脉＜股静脉置管。锁骨下静脉区域的皮肤菌落计数较低，皮肤油性及温湿度较低，导管易固定，不易污染。

(五)留置时间

CRBSI 与导管留置时间呈正相关。中心血管通路装置后期感染发生率较高。

(六)置管技术

CRBSI 与置管技术熟练程度的发生率成反比。

(七)管道维护技术

CRBSI 与中心血管通路装置的管道维护技术密切相关。

二、临床表现

(一)局部感染症状

1.穿刺点感染

穿刺点周围见 2 cm 内的红斑硬结和/或压痛，伴或不伴有脓性分泌物流出。

2.隧道感染

穿刺点沿导管隧道的触痛、红斑和/或＞2 cm 的硬结,伴或不伴有血行感染。

3.皮下囊感染

局部有感染性积液;常有表面皮肤组织触痛、红斑和/或硬结;自发的破裂或引流,或表面皮肤的坏死,可伴或不伴有血行感染。

(二)全身感染症状

(1)高热、寒战、心率加快、低血压等。

(2)出现医院获得性心内膜炎、骨髓炎、败血症及其迁徙性感染的相关性症状。

(3)休克、抽搐等感染症状。

(4)除导管外无其他明显的感染来源。

三、护理措施

(一)医师及时进行处理

当怀疑患者发生 CRBSI 时,护士需要汇报医师并及时进行相关处理措施。

(二)进行评估

评估患者有无严重的基础疾病,近期有无接受过化疗,有无其他原因的感染性疾病。

(三)处理流程

(1)可疑 CRBSI:排除其他感染源,应立即停止输液,拔除外周静脉导管,暂时保留经外周静脉置入中心静脉导管、中心静脉导管、闭合输液装置。

(2)遵医嘱抽取血培养:采取一个来自外周静脉血,另一个则从中心静脉导管无菌采血,2 个来源的采血时间必须接近(≤5 分钟)。采集后的血培养瓶应在 1 小时内送往实验室。

(3)按规范要求采集血量。

(4)一旦确诊 CRBSI 应立即拔除导管。

(5)拔管:无菌状态下,剪下导管尖端 5 cm 送实验室进行检查。

(四)抗感染治疗

1.穿刺点感染

通知医师查看患者,对局部脓性分泌物进行培养,局部涂抹抗菌药膏,湿热敷,口服或静脉抗感染治疗。

2.输液港囊袋或隧道感染

及时通知医师查看患者,考虑拔除导管,静脉抗感染治疗。

3.确诊 CRBSI

确诊 CRBSI 时,立刻做药物细菌培养,静脉抗感染治疗。

(五)护理记录

真实、客观地记录患者生命体征、感染部位及全身的症状、体征、采取的措施及效果。

四、预防

(1)在置管、连接、给药、冲封管、更换敷料、配制药液等操作时,严格执行无菌技术操作原则。

(2)根据患者的病情、预期治疗周期的长短和药物的性质选择适当的静脉留置导管和输注通路。

(3)中心静脉导管置管和维护过程中执行最大化无菌屏障、手卫生、最理想的置管位置、使用标准的消毒液进行皮肤消毒、每天评估导管的集束化干预策略。

(4)按规范要求做好导管的维护,更换输液装置及输液附加装置过程中使用无菌技术;若穿刺部位出现渗液、渗血、敷料松动、污染等应立即更换。

(5)尽可能减少附加装置的使用。

(6)及时拔除不必要的静脉留置导管。

第三节　导尿管相关性尿路感染

导尿管相关性尿路感染(catheter associated urinary tract infection,CAUTI)主要是指患者留置导尿管后,或者拔除导尿管 48 小时内发生的尿路感染。

一、病因

(一)患者自身因素

CAUTI 的发生与患者年龄和留置尿管的时间长短有相关性,但与患者的性别无关。ICU 的患者病情重、机体免疫力低下;老年重症患者往往还合并多种基础疾病,常常需要联合使用抗生素,容易发生"二重感染"。因此,病情重、基础病多、高龄、导尿管留置时间长的患者均为 CAUTI 的易发人群。

(二)医护人员操作因素

(1)违反无菌操作原则,将污染的尿管插入膀胱,细菌会沿导尿管与尿道间隙上行。

(2)插管时动作粗暴,可造成尿道黏膜损伤,细菌沿损伤组织入侵。

(3)手卫生执行不严,污染尿管或其他物品,可使细菌沿导尿管的尿道间隙上行并定植于膀胱造成 CAUTI。

(三)导尿管的材质因素

硅胶和乳胶是目前临床上最常使用的 2 种导尿管材质。研究结果显示,留置硅胶导尿管组患者的尿路感染例数明显低于乳胶导尿管组。

(四)留置导尿管时间长短的因素

CAUTI 的发生与留置尿管的时间长短呈正比。留置尿管时间越久,感染发生概率越大,CAUTI 的发生率越高。长时间留置导尿管的患者,导尿管表面会生长生物膜,生物膜的形成可使常规细菌培养困难,对抗生素的敏感性降低,导致难治性持续感染。早期生物膜的形成是可逆的,时间越长,生物膜的清除越困难。

(五)集尿袋更换时间的因素

通常集尿袋需定期更换,集中处理。但有研究指出,频繁更换集尿袋造成密闭系统的反复开放,导致导尿管末端与集尿袋连接处污染,增加感染机会;但若长时间不更换集尿袋,膀胱黏膜碎屑脱落,集尿袋或引流管内出现浑浊、结晶现象,容易导致细菌感染。

(六)膀胱冲洗的因素

膀胱冲洗使尿路系统被反复打开,操作者的手、冲洗管、冲洗液等均可引起外源性感染。而且,膀胱冲洗易损伤膀胱黏膜,引起细胞组织脱落,使尿液细菌种类改变,机体防御机制下降。利用抗生素进行膀胱冲洗,改变了尿液菌群构成,从而产生了新的感染菌,更易导致 CAUTI 发生。

(七)患者及家属护理知识欠缺的因素

部分带管出院患者,家属或陪护人员缺乏自我护理尿管常识,日常护理随意,患者饮水量少,不按时更换导尿管,集尿袋更换过勤或长期不更换,更换集尿袋时消毒不严,污染尿管等,极易引发尿路感染,出现尿管堵塞、漏尿、出血及尿道损伤等并发症。

二、临床表现

(一)症状和体征

30％患者可出现发热或者其他尿路感染的症状(尿频、尿急、尿痛)。发热或者其他感染症状伴有胁腹部的局部疼痛提示上尿路感染。

(二)相关并发症的表现

继发膀胱和肾脏感染的并发症常见且严重。尿路感染是革兰阴性杆菌菌血症和全身性感染最常见的感染灶。未治疗的尿路感染可能并发急性肾盂肾炎、慢性肾盂肾炎、气性肾盂肾炎、肾脓肿和尿路感染所致的全身性感染的表现。

三、护理措施

(一)规范导尿操作和落实日常会阴护理

操作者严格遵守手卫生"两前三后"原则,置管时首先将导尿管与集尿袋连接,插管动作轻柔,避免用力过快过猛而损伤尿道黏膜。置管后妥善固定尿管,保证集尿袋高度低于膀胱水平,避免集尿袋下缘触及地面。尿道口清洁,清洗会阴部的毛巾脸盆要专人专用,大便失禁患者应及时清洁然后清毒。每天使用温水或等渗盐水清洗尿道口、导尿管表面,保持会阴部清洁卫生才是最合理的护理方法。

(二)选择合适型号、材质的导尿管

进行导尿操作前,应评估患者,根据性别、年龄及病情需要选择尿管的型号、材质。硅胶导尿管材质柔软,表面光滑,插入尿道时对尿道损伤较小,而且硅胶尿管内径相对较粗,尿流在管腔中流速较快,管壁形成的残留污垢相对较少,不易因管道阻塞而诱发感染。因此,建议需要长期留置导尿管的患者最好选用硅胶导尿管。

(三)选择合适的集尿袋更换时间

每天与一周更换集尿袋同样会增加感染机会,每3天更换1次集尿袋比较适宜,既避免了医疗资源浪费,还可以降低泌尿系统感染风险。

(四)选择合适的尿管更换时间

不同材质尿管的更换时间有不同的要求,橡胶导尿管每周更换1次,硅胶导

尿管留置每 4 周更换 1 次更为合理。

(五)避免频繁的膀胱冲洗

非疾病特殊要求,膀胱冲洗次数应严格控制在 2 次/周以下,人体泌尿系统是一个密闭的自我清洁系统,如病情允许,应鼓励患者多饮水,使尿液稀释,尿量增加,大量尿液的生理性膀胱冲洗,可以起到自然冲洗尿路的目的。

(六)带管出院患者的延续护理

护理人员要对患者及家属进行留置尿管护理知识的指导,制订家庭护理计划,开展电话回访或上门家访,建立微信群加强沟通,解答疑问。通过开展出院患者的延续性护理服务,提高照顾者对留置尿管患者的家庭自我护理能力,降低了 CAUTI 的发生。

四、预防

(一)严格把控留置导尿管的适应证

急性尿潴留或者膀胱出口梗阻,对重症患者尿量精确测量的需要,围术期必须使用尿管的外科操作,接受泌尿系统手术或其他泌尿生殖道毗邻结构手术的患者,预期手术时间很长(因此原因进行的导管插管必须在麻醉复苏后尽早拔除),辅助治疗有开放骶骨或会阴伤口的尿失禁患者,患者需要长期固定卧床,临终关怀需要提高患者生活质量。只在有明确适应证时才进行尿道置管,并且仅在必须的情况下才保持置管状态。

(二)合理选择导尿方法

传统意义上的导尿管放置是指通过尿道插入到膀胱的引流管,放置于膀胱中并与封闭的尿液收集系统连接的方法,称为内置导尿管。除此之外,还有外置导尿管和耻骨上导尿管放置。外置导尿管是一种装在或者黏附在患者外生殖器上的尿液收集装置,并与尿液引流袋相连,最常用的外置导管是一种软质的套在阴茎上的护套,耻骨上导尿管是通过外科手术在耻骨上缘切口将导管插入膀胱。根据导尿的方式不同,可分为持续性导尿和间歇性导尿。为减少 CAUTI 的发生,可选择性地对一些患者使用内置持续性导尿的替代方法。例如,对配合治疗的无尿潴留或膀胱出口梗阻的男性患者可考虑使用外置导尿管;对长期使用内置导尿管的脊髓损伤患者,考虑使用间歇性导尿替代;因膀胱排空功能障碍而使用内置导尿管或耻骨上导尿管,最好使用间歇性导尿。

(三)治疗目的达到后应尽快移除导尿管

对于留置导尿管的患者,一旦治疗目的达到,则须尽快移除导尿管,降低发生 CAUTI 的风险。

(四)日常维护要点

不建议在常规固定的时间间隔更换导管及引流袋,应根据临床指示更换导管和引流袋,如感染、阻塞或当封闭的系统受到损害。不要常规使用全身抗菌药物来防止需要短期或长期插管的患者出现 CAUTI。常规清洁是很必要,但不要因防止发生 CAUTI 而用消毒剂清洁尿道口周围区域;除非预计会发生阻塞,不建议常规进行膀胱冲洗。

第四节　多重耐药菌感染

多重耐药菌感染指对通常敏感的常用的 3 类或 3 类以上抗菌药物同时呈现耐药的细菌。

一、病因

(一)年龄

老年人由于器官组织老化、生理代谢功能衰退、免疫功能低下,是发生医院感染多重耐药菌的易感人群。

(二)免疫功能低下

患有糖尿病、COPD、肝硬化、尿毒症的患者,长期使用免疫抑制剂治疗、接受放射治疗和/或化学治疗的肿瘤患者等。

(三)侵入性操作

侵入性操作容易破坏皮肤和黏膜的屏障,并损害了宿主的防御系统,可把致病菌带入机体导致外源性感染的同时还可以使体内细菌移位引起内源性感染的发生。

(四)短时间内的药物治疗

短时间内(90 天内)接受 3 种及以上抗菌药物治疗。

(五)住院次数

住院时间越长越容易发生医院感染,同时也增加多重耐药菌感染的机会。

（六）病史

既往有多重耐药菌定植或感染史等。

二、临床表现

（一）呼吸系统感染

呼吸道出现的多重耐药菌感染可导致患者出现咳嗽、咳痰等症状,严重时可引起胸闷、呼吸困难表现,如果是出现肺炎,并且炎症波及胸膜,则还可引起胸痛等表现。

（二）泌尿系统感染

泌尿系统多重耐药菌感染后可以出现尿频、尿急、尿痛,伴有上尿路感染者,还可出现腰痛、肾区叩击痛等症状。

（三）消化系统感染

消化系统感染如多重耐药菌感染引发胆囊炎,患者可出现腹痛、恶心、呕吐、黄疸等症状。

因为多重耐药菌感染的临床症状无特征性,所以不能根据症状区分是敏感菌感染或多重耐药菌感染。如果出现上述感染症状的患者常规抗感染效果不好,则需考虑多重耐药菌感染的可能,建议通过细菌培养来确定。

三、护理措施

（一）护理操作的流程进行严格把控

由于多重耐药菌感染患者主要是在呼吸系统、泌尿系统容易受到感染。因此,针对这2个部分进行护理操作过程中一定要遵守护理操作的要求,时刻保持无菌操作的基本要求,以达到对病原菌有效预防传播的目的。

操作时第一步要保证洗手的安全操作措施。而在集中护理操作的过程中要最后对多重耐药菌患者进行护理操作,以有效避免交叉感染,且在患者用过的救护车、病区的走廊、病区的门口等重要感染部位特别配置手的消毒工具。护理人员需要穿上隔离衣对患者进行护理操作,离开时放好防护用品到指定的位置,严格把控护理的流程。

（二）重视患者用药的护理

护理人员需要严格遵照医师的医嘱给患者用药,严格把控用药的剂量、用药的方法、用药的时间、用药的疗程等方面,有效用药护理可以提升治疗的效果,才能从护理角度提升患者的存活率。

(三)高危病房进行有效的消毒隔离工作

呼吸内科的患者是需要长期使用广谱抗生素,因此会对呼吸道的防御机制造成损伤,那么就会造成肺部感染,而内科病房空间相对比较小,家属的探视频繁,如果没有严格按照隔离措施进行把控,或者医嘱经常使用2种或者更多抗菌药物等就会产生多重耐药菌感染。因此,要做好每个内科病房的防范措施,做好消毒隔离的工作,尽量减少高危病房的感染。

(四)切口感染护理

在手术中实施无菌操作可以有效对切口感染进行预防,是非常重要的措施。比如,要尽量选择层流手术室进行手术,利用湿压灭菌的方法对耐湿、耐高温的医疗器械和敷料进行严格的灭菌,其他医疗物品也要进行严格的灭菌,以保证手术操作中的医疗器械等达到无菌的状态,且尽量遵守先无菌后有菌的基本原则。在手术中医护人员要尽量减少出入手术室的次数,必须要出去时也需要做好消毒措施。

四、预防

(一)病房安排

尽量安排单人间,如没有单间将同类患者安置在同一房间,且做好床边隔离,控制室内温度22~24 ℃,湿度60%~65%。室内通风换气2~3次/天,保持室内空气流通、清洁。严格控制将感染患者与气管插管、深静脉留置导管、有开放性伤口或者免疫功能抑制患者安置在同一房间。

(二)物品处置

指导患者家属将其个人物品合理归置,构建良好、安全的医疗环境,并且对医疗器械做好消毒工作,严格按照消毒时间、方法要求及相关注意事项操作。若在护理和治疗的过程中形成输液管、注射器等医疗废物,需要利用双层黄色塑料袋将其密封包扎并进行集中处理。对患者的排泄物撒入适量消毒粉,放置2小时后处理干净。生活垃圾也必须喷洒过氧乙酸,并放置2小时后进行清理。

(三)侵入性治疗操作护理

由于现代医院诊疗技术不断发展,患者各种侵入性操作,如机械通气、留置胃管、导尿管、中心静脉留置等均可诱发医院感染,且在治疗操作过程中器械污染和交叉感染也是发生多重耐药菌肺部感染的重要因素。护理人员对该类患者进行导管护理时,一定要做好消毒隔离措施,科室应做好班次安排,对于负责多重耐药菌感染工作的医护人员应尽量安排同一班次,将所有诊疗操作,尽量安排集中时间段操作。

(四)转运过程的消毒

多重耐药菌的耐药质粒能够在CT、磁共振室等各辅助检查科室的菌株间形成播撒,造成耐药菌株在院内流行。多重耐药菌感染的患者,在外出进行医技检查检查和转运时,要做好消毒隔离措施,检查科室、仪器设备、诊查床,在该类患者使用后要使用消毒剂进行处理,转运工具在使用后,也要进行相应处置。

(五)手卫生的执行

在接触患者使用过的物品、排泄物及分泌物前后均应当采用七步法洗手,注意使用流动水,并且利用干手纸擦拭。若重症患者的家属探访,也需要经过消毒隔离处理,避免出现交叉感染。

(六)做好警示标识作用

对多重耐药菌感染的患者的病历夹上、床边和病房外做好明确的标识,提醒医务人员落实消毒隔离措施。提高护理人员多重耐药菌感染防控水平,最大限度地降低多重耐药菌的交叉感染,有效降低医院感染发生率。

第五章

休克的护理

第一节 低血容量性休克

低血容量性休克是指各种原因引起的急性循环容量丢失,从而导致有效循环血量、心输出量减少、组织灌注不足、细胞代谢紊乱和功能受损的病理生理过程。

一、病因

(一)出血性病因

1.消化道出血

胃十二指肠溃疡出血、肝硬化食管胃底静脉破裂出血、应激性溃疡、急性糜烂性胃炎、胆道出血、急性出血坏死性肠炎、血管畸形和肿瘤等。

2.脾破裂出血

外伤、自发性脾破裂等。

3.肝破裂出血

肝外伤、肝癌破裂等。

4.大血管破裂出血

腹及胸主动脉瘤破裂、夹层动脉瘤破裂、手术及外伤所致破裂等。

5.支气管、肺大出血

支气管扩张、空洞型肺结核等。

6.泌尿、生殖系统出血

肾损伤、肿瘤、卵巢囊肿破裂、宫外孕及产后大出血等。

(二)非出血性病因

1.经胃肠道丢失

严重呕吐、腹泻等。

2.经皮肤丢失

经皮肤丢失主要见于烧伤、大面积剥脱性皮炎等。

3.经肾脏丢失

过度利尿、糖尿病等引起的渗透性利尿,尿崩症和失盐性肾病等引起的多尿。

4.容量转移至第三间隙

各类原因引起的大量胸腔积液、大量腹水,出血坏死性胰腺炎,过敏和肾病综合征等引起的严重水肿。

二、临床表现

(一)轻度休克

血容量减少低于 20%,失血量为 800～1 000 mL;四肢发冷、面色苍白、皮肤和甲床血液再灌注延迟、口干、出汗、心率加快、脉压差偏小、皮下静脉萎陷、CVP 开始下降;大多数患者平卧位血压仍可在正常低限。

(二)中度休克

血容量减少 20%～40%,失血量在 1 200～1 700 mL;四肢发冷、肢端发绀、烦躁不安或淡漠、脉搏细速、收缩压明显下降、脉压差显著缩小、CVP 显著下降、尿量减少。

(三)重度休克

血容量减少高于 40%,失血量＞1 700 mL;面色极度苍白、口唇及肢端明显发绀、四肢冰冷、呼吸急促或不规则、表情淡漠或意识障碍、尿量显著下降或无尿;收缩压＜8.0 kPa(60 mmHg)、CVP 极度下降或为 0;心电图出现心肌缺血的改变,如病理性 Q 波和 ST-T 段改变。

三、治疗

(一)建立静脉通道

建立必要的静脉通道是扩容治疗的前提。一般需建立 2 条静脉通道:一条为肘静脉或大隐静脉,应用 16 号套管针补液;另一条一般为颈内静脉或锁骨下静脉穿刺,既可快速输液,又可监测 CVP。对静脉穿刺有困难的患者,应及时行大隐静脉或股静脉切开。

(二)补液量

一般在治疗的第一个 30 分钟内快速静脉滴注平衡液 1 000~1 500 mL 及中分子右旋糖酐 500 mL;根据血压恢复情况,可再快速静脉滴注平衡液 1 000 mL。如此时配血试验完成,可输全血 400~600 mL。

(三)液体选择

1.轻度休克

轻度休克常用生理盐水、平衡液、右旋糖酐及血浆,首选晶体溶液。

2.中、重度休克

一般情况下补充细胞外液容量以平衡液为主;右旋糖酐有利于血容量的维持,可适量应用;存在大量失血时适当补充全血是必要的。

四、护理措施

(一)补充血容量的护理

1.建立静脉通道

立即建立 2 个以上的静脉通道,以迅速纠正循环血容量不足。休克患者最突出的问题是有效循环血量的锐减而导致组织灌流不足等一系列病理变化,故补充血容量是治疗休克的首要措施,尤其是严重失血性休克的早期,其输液量和速度就更重要了。因此快速建立有效的静脉通道,是休克成功救治的关键性措施。

2.临床观察

(1)密切观察生命体征及 CVP 的变化,以便随时调整输液量及速度。

(2)大量快速补液应注意患者有无咳嗽、呼吸困难、泡沫样痰、颈静脉怒张、肺底湿啰音,随时警惕有无肺水肿、急性左心衰竭的发生。如出现上述情况,应立即按急性肺水肿处理:停止输液,放低下肢,使用强心和利尿药物。

(3)尿量与尿比重的观察。当休克患者血压下降时,可引起肾动脉血压下降而直接影响肾的血液灌注,发生急性肾衰竭。因此,应严密观察每小时尿量与尿比重的变化,若每小时尿量<30 mL、尿比重增高则提示循环血量不足,而肾功能并未受到损害,应加快输液速度;若每小时尿量>30 mL,提示休克好转。

(4)认真记录出入量。对输入液体的种类、数量、时间和丢失体液量均应详细记录以供治疗参考。

(二)改善组织灌流量的护理

1.严格把控休克药物的使用

血管收缩剂只能升高血压,对严重休克、血压<6.7 kPa(50 mmHg)者,可暂时用来维持生命器官的灌注,但绝不能长期使用,因血管收缩可增加心、肝氧耗,并降低肾及其他内脏器官灌注,更进一步加重组织缺氧,其后果不堪设想。因此,在抢救休克时不能单独使用。血管扩张剂能解除小血管的痉挛,关闭动、静脉短路,改善微循环,增加组织灌流和回心血量,但必须先补充有效血容量和纠正酸中毒后才能小剂量使用。使用时患者平卧,根据血压的变化,随时调整滴速,以防血压骤降导致严重后果。

2.血管活性药物使用注意事项

(1)患者若脉搏细速、四肢厥冷、出冷汗、尿量减少时,应停止使用缩血管药物,以免加重主要器官功能损害。

(2)在血容量补足的情况下,方可使用扩血管药物,使用时应密切监测血压变化,防止血压骤降。使用后观察患者的反应,出现脉压增宽、皮肤红润、四肢转暖、尿量增多之后血压回升,表明微循环及组织灌流改善。

(3)缩血管药和扩血管药,根据病情可联合使用,尤其在休克早期或轻型休克,可小剂量使用,既能强心、增加心输出量,又能减轻血管收缩、改善组织灌流。

(4)在用药时应以小剂量、低浓度、慢速度开始,逐渐达到理想的治疗水平,当生命体征和病情平稳后,应逐渐降低浓度或减少剂量,减慢速度,直到撤除,以减轻药物的不良反应。

(5)静脉滴注缩血管药物时,注意保护血管,严防药物渗透到血管外,造成局部组织坏死。

(三)给氧和人工辅助呼吸

保持呼吸道通畅,维持呼吸功能是休克预防和治疗的一项基本措施。对于昏迷的患者要清除呼吸道血块、异物和分泌物,保持呼吸道通畅,头部偏向一侧,或置入通气管,以免舌后坠。一般休克患者均需考虑给氧,有利于减轻组织缺氧状态。一般可间断给氧,多采用鼻导管或面罩给氧法,流量4~8 L/min,必要时用面罩加压给氧(用气囊加压),以增加潮气量。如发生呼吸困难,应迅速通知医师,必要时行气管内插管或气管切开做人工辅助呼吸。

给氧时应注意:①严格执行给氧的操作常规。②注意鼻导管通畅,深度合适。③氧气应湿化,湿化瓶以50～70℃温水为宜,使患者不致因呼吸道干燥而排痰困难。④大流量用氧者,如需停止用氧,应先降低流量,逐渐停用,使呼吸中枢逐渐兴奋,不能骤停。

(四)保温

休克患者,因其周围循环衰竭,体温常低于正常,四肢厥冷,应盖棉被或毛毯保暖。但不宜用热水袋加温,一方面水温过热时会致烫伤,另一方面可使周围血管扩张而加重休克,另外,过度加温还可增加组织耗氧量,增强分解代谢,使酸中毒加重,影响抗休克的治疗效果。

(五)镇静止痛

酌情使用镇静或镇痛药物,疼痛剧烈时,可给予肌内注射或静脉注射吗啡5～10 mg,或哌替啶50～100 mg。但严重的颅脑损伤或胸部损伤伴有呼吸困难的患者禁用或慎用。

(六)预防感染

(1)在护理患者时严格做到操作前后洗手。

(2)各项诊疗用品必须严格消毒,并按无菌技术进行操作。

(3)做好各种管道的护理:输液管每24小时更换1次;管道内不残留血液;穿刺部位每天换药及更换敷料;吸痰管应保持无菌。

(4)定时翻身,做好皮肤护理,预防压疮的发生。因为患者的心血管系统不稳定,翻身后应小心观察血压、心率、CVP是否稳定。

(5)遵医嘱,正确使用抗生素。

(七)营养护理

休克患者由于禁食,机体常出现负氮平衡,机体免疫力受到影响,因此,休克患者应注意营养支持,可采用肠内或肠外营养。

(八)心理护理

(1)休克的强烈刺激,抢救措施繁多而紧急,加之仪器的使用,易使患者倍感自己病情危重、面临死亡而产生恐惧、焦虑、紧张、烦躁不安。如果亲属的承受能力、应变能力也随之下降,则将严重影响与医疗、护理的配合。

(2)护士应积极主动配合医疗,认真、准确无误地执行医嘱。

(3)医护人员保持镇静的工作态度,忙而不乱、快而有序地进行抢救工作,以稳定患者和家属的情绪,并取得他们的信赖和主动配合。

(4)待病情稳定后,及时做好安慰和解释工作,指导患者如何配合治疗及护理,调动其主观能动性,树立战胜疾病的信心。

(5)保持安静、整洁舒适的环境,保证患者休息,减少噪声对患者的刺激。

(6)做好家属心理护理。应将患者病情的危险性和治疗、护理方案及期望治疗前途告诉他们,在让他们心中有数的同时,要求他们协助医护人员做好患者的心理支持,明确指出这是至关重要的。

(九)健康教育

(1)向患者家属讲解低血容量性休克的病因、治疗、护理要点及预后,取得其配合。

(2)告知患者及家属树立战胜疾病的信心的重要性,促进患者早日恢复健康。

(3)长期卧床的患者指导家属功能锻炼的方法。

(4)告知患者家属合理的营养对患者健康恢复的重要性,选择高维生素、高热量、高蛋白且容易消化吸收的饮食,少量多餐,保证患者热量供给。

第二节 心源性休克

心源性休克是指由于心排血功能衰竭,心输出量锐减,而导致血压下降、周围组织供血严重不足,以及器官功能进行性衰竭的临床综合征。心源性休克是心脏病最危重的并发症之一,病死率极高。

一、病因

(一)急性心肌梗死

(1)大面积心肌丧失(大块前壁心肌梗死)。

(2)急性机械性损害(心室间隔破裂、急性严重二尖瓣反流)。

(3)急性右心室梗死。

(4)左心室游离壁破裂。

(5)左心室壁瘤。

(二)瓣膜性心脏病

(1)严重瓣膜狭窄。

（2）急性主动脉瓣或二尖瓣关闭不全。

(三)非瓣膜性梗阻性疾病

（1）心房黏液瘤或球瓣样血栓。

（2）心脏压塞。

（3）限制型心肌病（淀粉样变性）。

（4）缩窄性心包疾病。

(四)非缺血性心肌病变

（1）暴发型心肌炎。

（2）生理性抑制（酸中毒、缺氧）。

（3）药理性抑制药（钙通道阻滞剂）。

（4）病理性抑制药（心肌抑制因子）。

(五)心律失常

（1）严重缓慢型心律失常（高度房室传导阻滞）。

（2）快速型心律失常：①室性（室性心动过速）；②室上性（心房颤动或心房扑动伴快速心室反应）。

二、临床表现

神志清楚，偶尔表现烦躁不安，逐渐变为淡漠、反应迟钝、定向障碍。皮肤苍白，面色青灰，四肢厥冷、发绀。冷汗不止，浅表静脉萎陷，尿量减少。血压下降，甚至测不到。呼吸一般浅而快，脉搏细弱而快或触不到，体温常见下降。亦同时合并急性肺水肿的表现。

三、治疗

（1）输液点滴速度可依据尿量、静脉压、血压、肺部体征或肺毛细血管楔压、心输出量等而定。

（2）通气及纠正酸中毒。

（3）药物治疗。①心源性休克时，应用低浓度去甲肾上腺素，可通过提高心肌血流量而改善心肌供氧。多巴胺是去甲肾上腺素的前体，用量从 $1~\mu g/(kg \cdot min)$ 开始，逐渐可增加到 $15~\mu g/(kg \cdot min)$。多巴酚丁胺有与多巴胺相似的正性肌力作用，有轻微的增加心率和收缩血管的作用，用药后可使心脏指数提高，升压作用却很弱，治疗量为 $5\sim10~\mu g/(kg \cdot min)$。②强心剂只有在伴发快速性心律失常时方考虑应用。

(4)辅助循环。只要患者没有明显禁忌证(主动脉瓣关闭不全,盆腔动脉栓塞性病变),且有可能接受手术治疗者,应采用主动脉内球囊反搏技术治疗。

(5)外科治疗急性心肌梗死并发室间隔穿孔或乳头肌断裂而致急性二尖瓣反流者,半数以上的患者将发生心源性休克。对于这种患者如先经药物和主动脉内气囊反搏技术治疗,待病情稳定后 3~6 周再行选择性手术,可大大降低病死率。急性心肌梗死心源性休克,经保守治疗病情稳定 12 小时后,做冠状动脉搭桥手术,其病死率也明显低于保守治疗者。

四、护理措施

(一)疾病预防

护理人员对老年心脏病患者要从思想上提高警惕,特别是对患有冠状动脉粥样硬化性心脏病、急性心肌梗死、严重心律失常及心力衰竭者。要注意预防其发病,发病后要警惕可能出现休克。预防导致心源性休克的合并症如感染、水电解质平衡失调、出血、外伤等。注意观察,早期发现濒于休克边缘的情况。如老年心脏病患者无肯定原因而出现烦躁不安、血压降低、心率加快、出汗等,要积极采取措施,防止休克的发生。

(二)体位

将已经发生休克的患者,安置在环境安静的病房内。患者血压波动时,勿随意移动患者,患者应完全卧床,一般以平卧为宜。老年心脏病患者由于心脏代偿功能差,可采用侧卧位或床头稍抬高。通常采用的头低脚高卧位,对暂时性昏厥者适用,老年性心源性休克不一定适用。翻身时密切观察血压变化。

(三)关注患者状态

尽量使患者保持安静,除对患者进行耐心的解释工作、安慰和鼓励患者外,必要时可以用镇静剂、止痛剂,但意识障碍合并肺部疾病者慎用。注意病房通风换气,患者保暖。随时拭干皮肤上的冷汗,防止受凉。

(四)严密观察病情的变化

观察患者的神志、面色、口唇、皮肤温度、皮肤颜色、有无冷汗及体温、脉搏、呼吸、血压。特别是要认真仔细地测血压的变化,并注意脉压的高低,发病前血压正常者收缩压维持在 13.4 kPa(100 mmHg)以上为宜,原有高血压者应维持较原高血压低 4 kPa(30 mmHg)较合适。观察有无尿闭、尿少的情况,尿量不仅说明休克情况,而且有时需根据尿量来决定补液量。应准确记录出入量,必要时应安置导尿管来观察尿量。同时,详细记录给药时间、途径、药液浓度、滴速及血压与其他反应。根据医嘱准确采取血、尿等化验标本,及时送验。心源性休克变化多、反复多、改变快。因此,病情观察要细致,直到患者完全脱离危险期。

(五)及时吸氧

配合抢救时,应用面罩或鼻导管给氧,面罩要严密,鼻导管吸氧时,导管插入要适中,一般插入 12～15 cm,调节氧流量在 2～4 L/min,休克解除可减慢至 1～2 L/min 维持,每 24 小时更换导管 1 次,保持导管通畅。如发生急性肺水肿时,立即使患者端坐位,两腿下垂,以减少静脉回流,同时加用 75% 乙醇吸氧,降低肺泡表面张力,特别是患者咳大量粉红色泡沫样痰时,应及时用吸引器吸痰,保持呼吸道通畅,以免发生窒息。老年人休克时痰往往不易咳出,而致呼吸道阻塞,患者最好取侧卧位,头略抬高,这样可以避免舌后倒影响呼吸,并使痰液易于排出。

(六)心电图监护的护理

当患者入院后一般监测 24～48 小时,有条件可直到休克缓解或心律失常纠正。常用标准 I 导联进行监测,并描记心电记录,在监测过程中,要严密观察心律、心率的变化。对于频发室性期前收缩(每分钟 5 个以上)、多源性室性期前收缩、室性期前收缩呈二联律、三联律、室性心动过速,室性期前收缩落在前 1 个 P 波或 T 波上,立即报告医师,积极配合抢救,准备各种抗心律失常药,随时做好除颤和起搏的准备,分秒必争,以挽救患者的生命。

(七)饮食护理

在病情较稳定时,饮食应清淡、易消化、产气少、含适量维生素和纤维素的半流质食物。每天保持必需的热量和营养,少食多餐,避免过饱和加重心脏负荷,忌烟、酒,若 2～3 天无排便时,可给轻泻剂或开塞露通便,心功能不全和高血压患者应限制钠盐的摄入。

(八)心理护理

护理人员应了解患者的职业、文化水平、经济条件、家庭情况及本次发病的诱因,给患者以体贴、关心,有目的地安慰、鼓励患者,消除紧张恐惧心理,让患者树立战胜疾病的信心,配合治疗与护理,保证早日康复。

(九)健康教育

(1)多与患者沟通,做到关心体贴患者,帮助患者消除悲观情绪,加强治疗的信心。

（2）给予低脂高蛋白和维生素的易消化食物，避免刺激性食物，不宜过饱，勿用力大便。对心功能不全者应给予低盐饮食，戒除烟酒。

（3）叮嘱患者绝对卧床休息，保持病房安静。采取休克时舒适的卧位。

（4）保持呼吸道通畅，吸氧2～6 L/min。告知患者及家属，勿擅自停氧和调节氧流量。

（5）遵医嘱正确服药，给予血管活性药及升压药，控制输液速度，告知其作用及注意事项，勿擅自调节给药速度。

第三节　脓毒症休克

脓毒症休克是严重脓毒症中的特殊类型，即在脓毒症基础上伴有低血压和组织灌注不良，且经充分液体复苏后低血压和组织灌注不良状态仍持续存在，或必须用血管活性药物才能维持血压。

一、病因

（一）病原菌

1.革兰阴性菌

大肠埃希菌、克雷伯杆菌、脑膜炎球菌、类杆菌等。

2.革兰阳性菌

葡萄球菌、链球菌、肺炎链球菌、梭状芽孢杆菌等。

某些病毒性疾病如流行性出血热，其病程中也易发生休克。某些感染，如革兰阴性菌败血症、暴发性流脑、肺炎、化脓性胆管炎、腹腔感染、菌痢（幼儿）易并发休克。

（二）宿主因素

原有慢性基础性疾病，如肝硬化、糖尿病、恶性肿瘤、白血病、烧伤、器官移植及长期接受肾上腺皮质激素等免疫抑制剂、抗代谢药物、细菌毒类药物和放疗，或留置导尿管或静脉导管者可诱发脓毒症休克。因此，本病较多见于医院内感染患者，老年人、婴幼儿、分娩妇女、大手术后体力恢复较差者尤易发生。

（三）特殊类型的脓毒血症休克

中毒性休克综合征是由细菌毒素引起的严重综合征。最初报道的中毒性休克综合征是由金黄色葡萄球菌所致,近年来发现类似综合征也可由链球菌引起。

二、临床表现

(一)休克的症状

70%的脓毒症休克患者早期表现为意识状态改变、躁动、嗜睡、淡漠,甚至昏迷。部分患者可出现心动过速和呼吸困难的症状。

(二)脓毒症的症状

寒战、高热。特殊感染,如伤寒或新生儿、老年人使用免疫抑制剂者也可出现体温不升,甚至低温。严重低温(核心体温<36 ℃)时也要考虑有脓毒症存在。此外,患者还可出现感染部位的相应临床症状,如咳嗽、咳痰、胸痛、气促、头痛、意识状态改变、腹痛、腹泻、尿频、尿痛、腰痛、皮疹、皮肤关节疼痛等。部分脓毒症患者缺乏感染部位的典型临床症状,需进一步搜寻证据或考虑血液感染,而不能轻易排除。

(三)其他

脓毒症休克患者可出现低血压、组织灌注不良的系列休克体征,同时也伴有感染部位的特征。

三、治疗

(1)扩充血容量:①以输入平衡盐溶液为主,配合以适量的胶体液、血浆或全血。②根据病因和休克程度决定扩容总量。③根据具体情况及血压、CVP 和尿量等监测结果调整失液的量和速度。

(2)积极针对病因进行治疗,争取尽早控制感染:①早期应用广谱抗生素,而后根据细菌培养和药敏结果进行调整。②及早处理原发感染病灶,彻底清除病变坏死的组织,充分引流。③必要时可应用免疫制剂,以帮助恢复和维持免疫功能。

(3)维持呼吸功能,保持呼吸道的通畅。

(4)纠正电解质和酸碱代谢失衡。

(5)应用血管活性药物,调节外周血管阻力。

(6)保持冠状血管的灌流,维护心功能。

(7)早期、大剂量、短时间使用糖皮质激素。

(8)全身治疗和营养支持。

(9)预防和治疗可能并发的多器官功能障碍综合征。

四、护理措施

(一)一般护理

1.卧位

将患者头和躯干抬高 20°～30°,下肢抬高 15°～20°。

2.病房环境

室温保持在 20 ℃左右为宜,脓毒症休克高热时,应予以物理降温,如用冰帽或冰袋等,必要时采用药物降温。

3.饮食

饮食应营养丰富、清淡,易消化的流质、半流质饮食。

(二)基础护理

1.加强皮肤护理

保持床单清洁、平整、干燥,每 2 小时翻身、拍背,按摩受压部位。

2.管道护理

做好管道护理,防止逆行感染。

3.口腔护理

做好口腔护理,协助患者咳嗽、排痰,必要时给予雾化吸入。

(三)专科护理

1.病情观察

(1)监测生命体征:监测脉搏、血压、呼吸和体温。脉搏快而弱、血压不稳定、脉压小为休克早期。若血压下降,甚至测不到,脉搏细弱均为病情恶化的表现。根据病情每 10～20 分钟测 1 次脉搏和血压。体温低于正常者保温,高热者降温。

(2)监测意识状态:意识和表情反映中枢神经系统血液灌注量,若原来烦躁的患者,突然嗜睡,或已经清醒的患者又突然沉闷,表示病情恶化;反之,由昏睡转为清醒,烦躁转为安稳,表示病情好转。此外,根据患者年龄特点,密切观察,及早发现变化。

(3)观察皮肤色泽及肢端温度:面色苍白、甲床发绀、肢端发凉、出冷汗,都是微循环障碍、休克严重的表现。若全身皮肤出现花纹、瘀斑则提示 DIC。

(4)详细记录 24 小时液体出入量:尿量是作为休克演变及扩容治疗等的重要参考依据。尿量＞30 mL/h 提示休克好转。

2.气道护理

保持呼吸道通畅,进行吸氧,昏迷患者头偏向一侧,经鼻导管给氧,必要时可用面罩给氧。

(四)心理护理

脓毒症休克患者往往起病急,病情发展快,加之抢救中使用的检测治疗仪器较多,易使患者和家属有病情危重和面临死亡的感受,出现不同程度的紧张、焦虑和恐惧。作为护士,应正确评估患者和家属对疾病的情绪反应,心理承受能力及对治疗和预后的了解程度,做好相应的心理护理。

(五)安全护理

1.建立静脉通路

迅速建立2～3条静脉通路,最好能建一条中心静脉管路,可随时监测CVP来决定输液速度。同时,使用心电监护。

2.及时准确地执行医嘱

(1)遵医嘱及时应用抗生素。

(2)合理补液:"先晶后胶,先盐后糖,见尿补钾"。

3.其他

加强看护,做好保护性措施。

(六)健康教育

(1)适当参加锻炼,加强营养,增强机体对感染的抵抗能力。

(2)积极治疗各种慢性疾病,如营养不良、糖尿病、肝硬化、血液病等。

(3)及时发现各种感染病灶,如肺炎、菌痢、胆道、尿路的感染及皮肤的化脓性病灶等,一旦发现尽早到医院治疗。

(4)不滥用广谱抗生素及肾上腺皮质激素类药物,以免降低自身免疫功能。

(5)保持皮肤的清洁、完整。

第六章

气 道 管 理

第一节 气 道 湿 化

气道具有加温加湿作用,正常情况下,上呼吸道可将吸入气体温度由环境温度调节至 37 ℃左右,相对湿度达 80%～90%。到达肺泡时,气体应达到体温饱和湿度(即体温下 100% 的相对湿度),这对正常的通气和换气功能具有重要的作用。然而在呼吸重症患者,由于发热、通气量增加和人工气道等原因,常出现湿化不足或水分丢失,导致黏膜损伤、纤毛运动障碍,影响痰液清除,造成或加重气道的阻塞。故在呼吸重症患者应注意气道湿化,以维持呼吸道的正常功能和防止各种相关并发症。

一、气道湿化的适应证

(一)吸入气体过于干燥

氧疗时,因为高压氧源或氧气筒内的气体通常湿度很低,所以在吸入人体前常需进行湿化。又如我国北方冬季在室内烤火或暖气取暖,室内空气又热又干燥,如给予湿化,可使患者更舒适地呼吸,并保护鼻和气道黏膜,预防鼻出血和上气道炎症。

(二)高热、脱水的患者

患者有高热、脱水时也需要进行湿化治疗。同样的室温和湿度,体温越高,湿度缺就越大,从呼吸道丢失的水分就越多。在患者脱水情况下,气道水分供应不足,将不能充分和正常地对吸入的气体进行湿化,呼吸道分泌物将变稠厚,结痂,难以排出。对这些患者的治疗除了补液、纠正体内液体失衡外,还有必要同时进行湿化疗法。

(三)呼吸急促或过度通气的患者

呼吸急促或过度通气的患者同样需要进行湿化。引起呼吸急促或过度通气的原因很多,常见病因有肺源性、心源性、神经精神性、血源性、中毒性等原因。除病理情况外,还有些生理性因素,如处于运动状态、应激状态等均可使呼吸加快,通气量增加,使气道水分和热量丢失增加。

(四)痰液黏稠的患者

患有慢性支气管炎、支气管扩张、肺气肿、肺囊性纤维化、肺炎等疾病时,由于分泌物化学成分的改变,痰液黏稠度可明显高于正常而难以咳出,加强湿化有利于分泌物排出。

(五)咳痰困难的患者

当因昏迷、衰弱、手术或神经肌肉疾病,致使咳嗽反射减弱或消失,也常需加强湿化使痰液稀释便于排出。

(六)气管插管或气管切开患者

由于上呼吸道的湿化和温热功能完全丧失,进入的气体必须充分湿化和温热,尤其是经人工气道行机械通气者,更是湿化疗法的强烈适应证。

二、气道湿化方式的分类

(一)气泡式湿化器

气泡式湿化器是氧疗中最常应用的。氧气筒或中心供氧管道释出的氧气湿度很低,一般在 4% 左右,所以吸入人体之前常需湿化。如果氧气流量过大,气泡太大,湿化效果不佳。若氧气通过湿化瓶内的筛孔、多孔金属或泡沫塑料形成细小气泡即可增加氧气和水的接触面,增加湿化瓶的高度也可增加水-气接触时间,从而提高湿化效果。

气泡式湿化器一般用于低流量给氧,也就是氧流量 <5 L/min,无论经鼻导管或面罩给氧均可应用。良好的气泡式湿化器在室温下正常应用一般可使湿化达约 40% 的体湿度。气泡式湿化器在临床应用中很少发生技术问题。但需注意的是应及时添加水(建议使用蒸馏水,减少应用生理盐水以避免结晶产生)。需强调的是,每次加水的水量不能超过刻度线,以避免气泡的搅拌作用使水溢入管道。多孔金属或筛眼需经常刷洗,以避免水垢阻塞网孔。为防止医院获得性肺炎的发生,因此,必须定期对湿化器及全套管道系统进行消毒处理。由于气泡式湿化的作用效果有限,因此,气泡式湿化器是不能用于机械通气时的湿化。

（二）加热湿化器

加热湿化是指应用加热湿化器以物理加热的办法为干燥气体提供恰当的温度和湿度。所谓"主流"式是指患者吸入的全部气体都是通过湿化器湿化的。几乎所有的加热湿化器都能使湿化后气体达到100％体湿度。加热湿化器通常用于：①已安置人工气道、需要机械通气的患者；②无创机械通气的患者；③在氧疗内吸入干燥气体的患者及哮喘、需要高流量送气系统的患者。对高流量气体的湿化强调用加热湿化器。

加热型湿化器分为3类：①回流式；②阶式蒸发器式；③回流管式。3类装置均可提供加热的能互相接触的水-气界面。湿化器贮罐内的水平面靠人工加水，按湿化器的横纹标志加水维持，或靠连续给水系统来保持水面的恒定。闭路给水系统比较理想，因为这可以减少贮罐污染的危险。加入冷水时，所输气体的温度可以发生波动，而应用连续给水系统则可避免温度波动。湿化器可能是伺服控制的，也可能非伺服控制的，伺服控制湿化器有各种热敏电阻（电子温度计），以微处理机维持特殊温度，热敏电阻的电极通常安装于靠近患者接口的吸气回路内。理想的气体温度设定于热敏电阻上，此系统维持输送的温度。这些热敏电阻的反应较慢，只反映吸入气的平均温度，实际温度随着呼吸周期的气体流量在平均温度上波动。为了维持呼吸机回路患者端的理想温度，湿化器贮罐内的温度典型的是大于输送给患者的气体温度的，气体在从湿化器输送给患者的管路内降温而发生冷凝。管路内凝结的水可成为医院内感染的来源。这种水也可意外地灌洗患者的气道，因此管内的冷凝水应收集于存水瓶（或存水弯管）内，这种水应认为是污染的，绝不能引流回湿化器贮罐。为了防止输气管内温度降低，可以对呼吸回路进行加热，以便输送更准确温度的气体给患者。靠对吸气和呼气管的加热，可减少或防止管内冷凝量。如果管内温度低于湿化器的送气温度，管内会发生冷凝。另一方面如果输气管内温度高于湿化器的送气温度，气体的相对湿度就会降低（当对输气管加热时这是可以发生的），这些情况均可导致分泌物干燥。

与在呼吸机回路内应用湿化器有关的另一问题是流量阻力。流量阻力取决于呼吸机感知患者呼吸用力的敏感性（触发敏感性），加热湿化器的应用可能影响辅助通气时呼吸机感知患者用力的敏感性和反应能力。如果湿化器置于患者和呼吸机触发点之间，将会增加患者的呼吸功；但如果在紧靠患者气道处测定触发压，那么通过湿化器的流量阻力即无重要意义。

(三)人工鼻

人工鼻是模拟人体解剖湿化系统的机制所制造的替代性装置。它将呼出气中的热和水气收集及利用以温热和湿化吸入的气体。人工鼻主要应用于气管插管和气管切开的患者。

1.人工鼻应用的基本物理原理

患者呼气时,相当于体温和饱和湿度的气体进入人工鼻,在人工鼻的内侧面凝结,同时释放以蒸气状态保存的热量;吸气时,外部干燥的气体进入人工鼻,在人工鼻内得到湿化和温热,然后进入肺内,如此往复循环,不断利用呼气中的热度和湿度来温热和湿化吸入的气体。人工鼻两侧间的温度梯度是人工鼻的效率或排血功率的指数,人工鼻内气体的温度越高,它能提供的湿度水平也越高。

2.影响人工鼻效果的因素

(1)吸入气体的温度和湿度水平。

(2)吸入和呼出气体的流速。较快的气体流速常使达到平衡的时间减少,也减少了水分和热的存放时间。

(3)人工鼻内表面的大小将影响它的热湿交换能力。即较大的表面积可使较多的热和水分充分接触(但人工鼻内的容积也被认为是"死腔"或呼出气重复呼吸的容积)。

(4)人工鼻内部材料的热传导性良好而外罩的热传导性很差,以便贮热,减少热量的丢失。

3.人工鼻的用处

在呼吸室内空气、干燥的医疗用气或应用机械通气时,用以湿化吸入的干燥气体。天气过于寒冷或气道分泌物很黏稠时,则需另添加便携式湿化装置。人工鼻目前主要用于患者运输或麻醉时的通气,若应用在常规机械通气患者不超过48~72小时,也一般被认为安全有效。因为人工鼻只是利用患者呼出气体来温热和湿化吸入气体,并不额外提供热量和水气,因此对于那些原来就存在脱水、低温或肺疾病引起的分泌物滞留患者,人工鼻并不是理想的湿化装置。此外,某些人工鼻实际上也还存在内部死腔,这对于因通气需要而撤机困难的患者也许是禁忌的。气道存在大量分泌物、分钟通气量过大或呼出气潮气量小于吸入气潮气量20%的患者,以及体温过低或者有雾化需要的患者均不适合使用人工鼻。因此,当存在肺分泌物异常黏稠、黏液栓或气管插管内有痰痂形成时要选用加热湿化器而不是人工鼻。

(四)雾化器

雾化吸入法属于临床上气道湿化的常用方式,主要涉及氧气雾化吸入和超声雾化吸入 2 种。

(1)氧气雾化吸入法:是指将高流量氧气作为驱动力,通过高速氧流量,产生相对应的负压,使液滴变为雾滴,经由气体作用下进入呼吸道。

(2)超声雾化吸入法:是指利用高频超声波,促使雾颗粒形成于液面上,在患者吸气过程中,进入呼吸道。该种雾化方式,不仅能够实现湿化气道的效果,而且能够达到药物治疗的目的。

(五)湿纱布覆盖法

湿纱布覆盖法是临床上的传统人工气道湿化方法,是用生理盐水纱布湿敷气管套管外口,可增加吸入空气的湿度,亦可防止空气中的灰尘、微粒进入气道。这种方法不能解决呼吸道水分从气管切口处不断大量的丢失,且吸痰时反复取走湿纱布亦增加感染机会。

三、操作要点

(一)操作前

(1)评估患者意识、生命体征及血氧饱和度、配合程度。

(2)评估痰液黏稠度、性状及量,气道通畅情况。

(3)评估环境温湿度。

(4)患者准备:向患者和家属做好解释,取得配合,取合适体位。

(5)用物准备:湿化装置(湿化管道或人工鼻),湿化液(0.45%氯化钠、灭菌注射用水或 1.2%碳酸氢钠)。

(二)操作中

(1)检查各连接管是否连接紧密,防止脱开。

(2)向湿化器内注入湿化液,调节适宜的温度。

(3)湿化过程中,应定时查看并及时添加湿化液。需要时更换人工鼻。

(4)湿化后及时清除呼吸道分泌物,询问患者主观感受。

(5)操作完毕,清理用物,洗手脱口罩、记录。

(6)观察患者意识、生命体征、血氧饱和度,注意有无呼吸困难及人机对抗表现。

(7)观察痰液黏稠度、性状及量,听诊患者肺部痰鸣音,评估气道通畅程度。

四、注意事项

(一)湿化过度

湿化过度可使气道阻力增加,甚至诱发支气管痉挛;水潴留过多,可增加心脏负担,有心肾功能不全者更易发生;对婴幼儿进行湿化治疗时,也应警惕水中毒的发生;湿化过度可使肺泡表面活性物质遭受损害,引起肺泡萎陷或肺顺应性下降。

(二)湿化气温度

若进入气管的湿化气温度过低,可引起支气管纤毛活动减弱,气道过敏者易诱发哮喘发作,个别患者可引起寒战反应。湿化气温度过高,也可使支气管黏膜纤毛活动减弱或消失,呼吸道灼热感,甚至体温增加、出汗、呼吸加速。如长时间吸入温度过高气体或肺的散热功能丧失,吸入的热量皮肤来不及散发时,可致体温升高。严重者因散热障碍,可发生高热反应。

(三)湿化器和室内环境的消毒

应充分认识湿化疗法并发肺细菌感染的严重性,临床中常出现湿化器和湿化液污染导致严重感染。因此,湿化器及一切湿化用具,包括橡皮管、塑料管和面罩等,在应用后一定要严格消毒。湿化液也应无菌,盛装或添加时执行无菌操作原则。

(四)干稠分泌物湿化后膨胀

黏稠结痂的分泌物在吸湿后可膨胀,长时间机械通气,在之前无湿化的情况下若突然增加湿化,可进一步加重气道阻塞。在遇湿化后黏稠分泌物膨胀,气道阻塞加重时,可转动患者体位、拍背部或用导管吸痰,以利痰液排出。哮喘持续状态的患者使用湿化疗法也应慎重。

第二节　排　　痰

一般情况下,由于患者意识障碍、痰液黏弹性、气道黏膜纤毛清除功能减弱、惧怕疼痛、咳嗽无力、痰液黏稠、排痰方法欠规范或执行不到位等因素可以影响排痰效果。

排痰技术可以帮助患者保持呼吸道通畅,避免痰液淤积;提高药效、促进病情恢复;预防感染,减少术后并发症。指导有效咳嗽、胸部叩击与胸壁震荡、体位引流、机械吸痰及祛痰用药可以有效促进排痰。

一、有效咳嗽

(一)操作目的

通过有效咳嗽动作起到清洁、保护和维持呼吸道通畅的作用,并有效地促进远端分泌物的排出。

(二)操作流程

1.操作前准备

(1)评估与宣教:评估患者的神志是否清醒、能否配合操作,胸腹部有无伤口或手术切口。向患者解释操作的目的、方法和配合要点。

(2)个人准备:衣帽整洁、洗手、戴口罩。

(3)物品准备:软枕、纸巾或一次性盛痰容器。

2.具体实施步骤

(1)携物品至患者床边,核对患者床号、姓名。

(2)协助患者尽可能取坐位或半卧位,屈膝,上身前倾,双手抱膝或在胸部和膝盖上置一软枕并用两肋夹紧。

(3)先进行深而慢的呼吸5～6次,深吸气至膈肌完全下降,而后屏气3～5秒,继而噘嘴,缓慢地通过口腔将肺内气体呼出(使胸廓下部和腹部下陷)。

(4)再次深吸一口气后屏气3～5秒。身体前倾,从胸腔进行2～3次短促有力的咳嗽,咳嗽的同时收缩腹肌或用手按压上腹部,用力做爆破性咳嗽,将痰液咳出。

(5)协助患者清理咳出的痰液。

(6)恢复体位,必要时清洁口腔。

3.操作后的处理

(1)协助患者将纸巾或一次性盛痰容器丢入医疗垃圾桶内。

(2)洗手,记录痰液量、色、性状及患者咳痰效果。

(三)注意事项

(1)有效咳嗽之前,根据患者情况可事先进行雾化吸入以稀释痰液,也可经常变换体位,使分泌物流入大气道内利于痰液咳出。

(2)在病情允许的情况下,增加患者活动量,有利于痰液的松动。

（3）训练患者正确掌握缩唇呼吸方法，即鼻吸气，口缩唇呼气，以引发咳嗽反射，见图6-1。

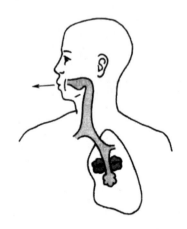

图6-1　缩唇呼吸法

（4）为达到有效咳嗽，也可让患者取俯卧屈膝位，借助膈肌，腹肌收缩，增加腹压，咳出痰液。

（5）对胸痛患者，应避免因咳嗽加重疼痛，如胸部有伤口可用双手或枕头轻压伤口两侧，使伤口两侧的皮肤及软组织向伤口处皱起，可避免咳嗽时胸廓扩展牵拉伤口而引起疼痛。疼痛剧烈时可遵医嘱给予止痛剂，30分钟后进行深呼吸和有效咳嗽。

二、胸部叩击和胸壁震荡

（一）操作目的

促使痰液的排出，使气道通畅。

（二）操作流程

1.操作前准备

（1）评估与宣教：①患者年龄、病情、意识状态、病变部位，咳嗽是否有效，咳痰的量、性质，痰液是否容易咳出。②患者的知识水平及合作程度。③告知患者及家属胸部叩击应该在餐后2小时进行或者睡前30分钟完成，避免患者发生呕吐。

（2）环境准备：环境舒适、洁净，室温维持在18～20 ℃，湿度为50%～60%。

（3）用物准备：单层治疗巾、痰盂。

2.具体实施步骤

（1）携物品至患者床边,核对患者床号、姓名。

（2）协助患者取合适体位,用治疗巾保护胸部。

（3）胸部叩击:患者侧卧,护理人员两手手指指腹并拢,使掌侧成杯状(图 6-2),肩部放松,以手腕力量双手交替从患者肺底自下而上、由外向内、迅速而有节律地叩击胸壁痰液积聚部位,每次叩击 3～5 分钟,叩击范围不要超过胸腔范围。

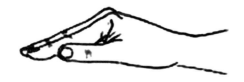

图 6-2　叩击手势

（4）胸壁震荡:护理人员将手指伸直并拢平放在痰液积聚部位,请患者深吸气后,在慢慢呼气时,手掌贴胸壁,施加一定压力并快速收缩和松开手掌和肩膀,以震荡患者的胸壁 5～7 次,每个部位重复 5～6 个呼吸周期,见图 6-3。

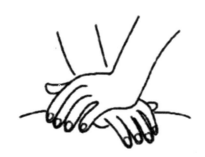

图 6-3　胸壁震荡法

（5）协助患者清理咳出的痰液。

（6）恢复体位,必要时清洁口腔。

3.操作后的处理

观察患者咳嗽是否有效,排痰是否顺利。并记录痰液的量、性质、颜色,若患者突然出现烦躁不安、神志改变、面色苍白、出冷汗,考虑窒息的可能,立即给予吸痰。

（三）注意事项

（1）叩击力量适中,以患者不感到疼痛为宜,每次叩击和振荡时间以 5～

15 分钟为宜。

(2)叩击时避开乳房、心脏和骨突部位。

(3)振荡法只在呼气期进行,且紧跟叩击后进行,同时要鼓励患者咳嗽咳痰,以观察排痰情况,避免窒息。

(4)叩击及振荡禁用于胸部有不同形式的损伤者。

三、体位引流

(一)操作目的

利用重力原理,改变患者的体位有利于分泌物的排出,从而有利于改善肺通气,提高通气/血流比值,防止或减轻肺部感染,维护呼吸道通畅,减少反复感染,改善患者肺功能。

(二)操作流程

1.操作前准备

(1)护士准备:着装整洁,洗手,戴口罩、帽子。

(2)评估:患者评估患者病情,X 线检查结果,痰液颜色、形状、量,听诊肺部呼吸音。

(3)物品准备:痰杯、漱口水、纱布、面巾纸、靠背垫,必要时备吸引器及吸痰用物。

(4)环境准备:清洁、安静、温度和湿度适宜,无对流风。

2.具体实施步骤

(1)了解病灶部位,根据病变部位采取不同的引流体位,备齐用物。

(2)向患者做好解释,嘱其排空小便。

(3)根据病变的部位,指导患者于相应肺段支气管引流的体位,即患肺处于高位,引流支气管口向下,便于腔内脓液排出,见图 6-4。

(4)引流前嘱患者深呼吸及咳嗽,轻轻拍击患者相应部位,以助脓液引出。

(5)每次引流不应少于 15 分钟,5 分钟保持重力引流位,5 分钟拍背或震颤,5 分钟咳痰,每天可引流 2～4 次。

3.操作后的处理

(1)引流完毕漱口,协助患者清理引流液。

(2)记录引流量和性质。

(3)整理床单位及用物,放回原处。

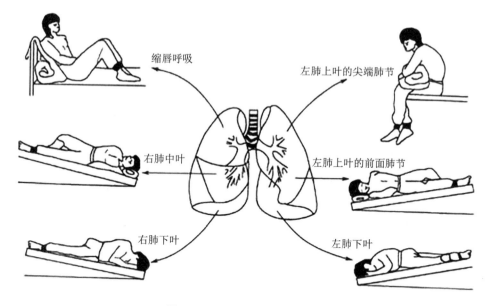

缩唇呼吸

左肺上叶的尖端肺节

右肺中叶

左肺上叶的前面肺节

右肺下叶

左肺下叶

图 6-4 不同部位体位引流姿势

（三）注意事项

（1）护士要了解病变部位，采取正确体位，才能得到满意的引流效果。

（2）引流应在空腹时进行，饭前引流可影响食欲，饭后易引起恶心和呕吐，故在两餐之间为宜。

（3）引流的体位必须是患者易于将痰咳出的体位。

（4）在引流过程中密切观察患者有无病情变化及不适反应，如有变化应立即停止并通知医师。

（5）注意保暖，勿使患者受凉。

（6）坚持治疗，每天总痰量减少到 30 mL 以下停引流。

（7）如痰液黏稠不易咳出，使用超声雾化吸入及药物治疗稀释痰液，便于引流。

四、机械吸痰

（一）操作目的

清除呼吸道分泌物，保持呼吸道通畅，预防并发症发生。适用于排痰无力、痰液黏稠、意识不清、危重老年体弱及身体各脏器衰竭者。可通过患者口腔、鼻腔、气管插管或气管切开处进行负压吸引。

(二)操作流程

1.操作前准备

(1)用物准备。①治疗盘外:电动吸引器或中心吸引器(马达、偏心轮、气体过滤器、压力表、安全瓶、贮液瓶、开口器、舌钳、压舌板、电源插座等)。②治疗盘内:带盖缸2只(1只盛消毒一次性吸痰管若干根,1只盛有消毒液的盐水瓶)、消毒玻璃接管、治疗碗2个(1只内盛无菌生理盐水、1只内盛消毒液用于消毒玻璃接管)、弯盘、消毒纱布、无菌弯血管钳一把、消毒镊子一把、棉签一包、液状石蜡、冰硼散等,急救箱1个备用。

(2)患者、护理人员及环境准备:患者取舒适体位,稳定情绪,了解吸痰目的、方法、注意事项及配合要点。护理人员应衣帽整齐,修剪指甲,洗手,戴口罩。环境安静、整洁、光线、温湿度适宜。

2.具体操作步骤

(1)携用物至病床旁,接通电源,打开开关,调节负压,检查吸引器性能。

(2)检查患者口腔(昏迷患者可借助压舌板及开口器)、鼻腔,有无义齿,如有应先取下活动义齿,患者头部转向一侧,面向操作者。

(3)连接吸痰管,先吸少量生理盐水。用于检查吸痰管是否通畅,并润滑吸痰管前端。

(4)一手反折吸痰管末端,另一手持无菌弯血管钳或无菌镊子夹取吸痰管前端,插入口咽部10~15 cm(过深可触及支气管处。易堵塞呼吸道)后,放松吸痰管末端,先吸口咽部分泌物,再吸气管内分泌物。吸痰时采取上下左右旋转向上提吸痰管的方法,有利于呼吸道分泌物吸出。避免损伤呼吸道黏膜。每次吸引时间少于15秒,防止缺氧。

3.操作后的处理

(1)吸痰管拔出后,用生理盐水抽吸,防止分泌物堵塞吸痰管。

(2)观察患者呼吸道是否畅通,观察面部、呼吸、心率、血压等情况及吸出液的色、质、量。

(3)协助患者擦净面部分泌物,整理床单位,取舒适体位。

(4)处理用物,吸痰管玻璃接头清洁后,放入盛有消毒液的治疗碗中浸泡,或清洁后,置低温消毒箱内消毒。

(5)洗手,观察并记录治疗效果与反应。

(三)注意事项

(1)严格无菌操作,吸痰管应即吸即弃。

（2）吸痰动作应轻柔，以防呼吸道黏膜损伤。

（3）痰液黏稠者可配合叩击、雾化吸入，提高治疗效果。

（4）储液瓶内的液体不得超过 2/3。

（5）每次吸痰时间不超过 15 秒，以免缺氧。

（6）两次吸痰间隔不少于 30 分钟。

（7）气管隆嵴处不宜反复刺激，避免引起咳嗽反射。

五、祛痰用药

（一）治疗目的

改善痰液理化特性，降低痰液黏滞度；恢复气道上皮黏液层正常结构，促进纤毛清除功能；抑制黏蛋白产生及分泌，破坏痰液中的黏性结构，降低痰液黏滞度；抗炎性损伤，或加强抗菌效果。

（二）常用的祛痰药物

1.刺激性祛痰剂

这些药物大多具有挥发性，对呼吸道黏膜有温和的刺激作用，促进局部血液循环，同时能湿化气道使痰液黏稠度降低。此外，这些挥发性物质还有消毒防腐功能，对呼吸道有微弱的抗菌消炎作用。常用药物：桉油、安息香酊、邻羟基苯甲醚等。使用时需要稀释后加热，吸入蒸气，应注意防止呼吸道黏膜烫伤，同时避免药物浓度过高而刺激眼、鼻、喉，引起局部疼痛、流泪、流涕、咳嗽等。由于使用不便及其他类型祛痰剂的广泛应用，目前临床已甚少吸入此类药物，部分已经改良为口服剂型应用。

2.恶心性祛痰剂

此类药物口服后能刺激胃黏膜迷走神经传入纤维，引起轻度恶心，反射性兴奋支配气管-支气管黏膜腺体的迷走神经传出支，促进腺体分泌，使痰液稀释，改善黏液清除功能。另外，这些黏液也可覆盖于气道黏膜表面，使黏膜下咳嗽感受器及感觉神经末梢所受刺激减少，缓解咳嗽。此类药物主要有愈创甘油醚、氯化铵、碘化钾等，吐根糖浆、远志、桔梗及竹沥也属予以恶心反射作用为主的祛痰药。大剂量应用此类药物可引起明显的恶心和呕吐。

（1）愈创甘油醚：是许多种镇咳制剂的成分，常与抗组胺药、镇咳药、减充血剂配伍。不良反应是恶心、呕吐，甚至形成尿路结石，服药期间需注意饮水。愈创甘油醚具有刺激和扩张血管平滑肌的作用，故禁用于咯血、急性胃肠炎和肾炎患者。用法：口服，成人 200～400 mg，每天 3～4 次。

(2)呱西替柳:呱西替柳为阿司匹林和邻羟基苯甲醚结合而成的酯,因而同时具有两者的解热、消炎、镇痛和镇咳、祛痰作用。其在体内受酯酶作用形成水杨酸愈创木酚酯,然后在肝脏分解成水杨酸和邻羟基苯甲醚。药物主要以水杨酸的形式经肾脏排泄,部分邻羟基苯甲醚经呼吸道排泄。用法:口服,成人0.5 g,每天3次。

(3)氯化铵:目前限于与其他止咳祛痰药合制成复方制剂应用。本药对胃黏膜刺激比较明显,用量不宜太大。氯化铵还具有利尿、酸化体液和尿液的作用,促使碱性药物排泄。大量服用可致恶心、呕吐、胃痛,甚至高氯性酸中毒,溃疡患者慎用,严重肝肾功能不全者禁用。用法:口服,成人每次 0.3~0.6 g,每天 3 次。

(4)碘化钾:口服后可反射性引起支气管腺体分泌,使痰液稀释。常用于慢性支气管炎痰液黏稠不易咳出者。碘过敏者禁用,活动性肺结核者慎用,具有甲状腺疾病者需视病情而定。目前应用较少,仅限于作为复方制剂中的组分。

3.黏液溶解剂

痰液黏稠度与多种因素有关。其中酸性糖蛋白起到主要的作用,其含量多少直接影响痰液黏稠度。酸性糖蛋白分子由二硫键及电荷键交叉连接,形成凝胶网。痰液中还包含来自死亡细胞和细菌的脱氧核糖核酸(deoxyribo nucleic acid,DNA),DNA 可通过钙离子与糖蛋白交联,溶入到凝胶网中,抑制内源性蛋白水解酶的活性,使痰液的黏稠度增加。pH 及某些离子(Ca^{2+})也在一定程度上也影响其黏稠度。黏液溶解剂可从以上不同方面降低痰液黏稠度,促使痰液排除。按作用机制不同,分为 4 类。

(1)蛋白分解酶:蛋白分解酶使糖蛋白的蛋白质部分裂解,直接使痰液黏度降低,亦有利于抗生素局部发挥作用。①糜蛋白酶:为胰腺分泌的一种蛋白水解酶,是最常用的一种蛋白分解剂,对氨基酸羟基肽键有分解作用,能使痰液稀释,对脓性或非脓性痰液均有效,多用于呼吸道化脓性炎症时的祛痰治疗。严重肝脏疾病及凝血功能异常者禁用。使用雾化吸入治疗,以 1~2 mL 的 0.05% 溶液雾化吸入,每天 2~4 次。由于存在变态反应风险,目前临床应用已相对较少。②链道酶:是一种 DNA 酶,吸入后可使脓痰中的 DNA 迅速水解为核苷酸,使原来与 DNA 的蛋白质失去保护,进而产生继发性蛋白质溶解作用,使痰液黏稠度降低。用法:每次 50 000~100 000 U,以 2~3 mL 生理盐水稀释后雾化吸入,每天 3~4 次。③舍雷肽酶:本品系沙雷菌属细菌产生的蛋白水解酶,为新型祛痰药。此酶活性较高,对纤维蛋白、纤维蛋白原有很强的溶解力,但对清蛋白、球蛋白等活性蛋白无影响。通过降解和液化分泌物及纤维凝块,加速痰液排出,还可促进抗生素的组织穿透能力增加其在感染病灶中的浓度。不良反应主要为皮疹及消化道反应,偶见鼻出血和血痰;凝血功能异常及严重肝肾功能不全者禁用。用法:口服,成人每次 5～10 mg,每天 3 次。

(2)酸性糖蛋白溶解剂:酸性糖蛋白溶解剂能使痰液中的酸性糖蛋白纤维断裂,从而降低痰液黏稠度,但对 DNA 无分解作用。①溴己新:属于印度民间祛痰止咳药,鸭嘴花中的有效成分鸭嘴花碱的衍生物,作用于分泌细胞内的黏液形成阶段,破坏类黏蛋白的酸性黏多糖结构。同时还具有一定的恶心性祛痰剂作用。本品对胃黏膜有刺激性,可引起恶心、胃部不适等,溃疡病患者慎用,偶可引起血清转氨酶短暂升高。临床现多用其片剂,针剂应用较少。用法:成人口服每次 8～16 mg,每天 3 次;肌内注射或静脉注射每次 4～8 mg,每天 2～3 次。②氨溴索:为溴己新的衍生物,作用较溴己新更强。氨溴索还能增加浆液腺分泌,调节支气管腺体分泌从而降低痰液黏稠度;刺激Ⅱ型肺泡上皮细胞分泌表面活性物质,促进支气管上皮修复,改善纤毛上皮黏液层的转运功能,增加抗菌药物局部渗透。不良反应偶见轻微的胃肠道反应及皮疹。用法:成人口服每次 30～60 mg,每天 3 次;缓释胶囊则每次 1 粒(75 mg),每天 1 次口服;静脉注射,成人每次 15 mg,每天 2～3 次,严重病例可以增加用量。

(3)二硫键裂解剂:此类药物结构中具有含巯基的氨基酸,通过巯基与黏蛋白的二硫键互换作用使黏蛋白分子裂解,同时对 DNA 纤维也有一定裂解作用,从而降低痰液黏稠度。①乙酰半胱氨酸:可直接裂解痰液中糖蛋白多肽链的二硫键,使糖蛋白分解,黏痰液化;同时还具有抗炎性损伤及抗脂质过氧化作用,可应用于 COPD 及慢性肺间质疾病患者。此药有特殊硫磺气味并对呼吸道有刺激性,可引起恶心、呕吐和呛咳等,有时会导致支气管痉挛,支气管哮喘患者应用时应密切注意。产品有片剂、颗粒剂、泡腾片等可选用。用法:成人每次600 mg,每天 1～2 次;或每次 200 mg(颗粒剂),每天 3 次。②羧甲司坦:作用与乙酰半胱氨酸相似,但不良反应相对较少。用于多种疾病引起的痰液黏稠及咳痰困难等。用法:成人每次 500 mg,每天 3 次。③厄多司坦:结构中含封闭的巯基,在体内被代谢为活性游离巯基衍生物而发挥作用。同样具有黏液调节及黏液溶解作用,能明显提高抗菌药物局部浓度,增加抗菌活性及局部作用。广泛用于急慢性支气管炎、支气管扩张、肺炎和手术等情况。由于能清除自由基活性,因此对吸烟者的自由基损伤具有抑制作用。用法:成人每次 300 mg,每天 2 次。

4.其他药物

(1)挥发性植物油:代表药物为强力稀化黏素,系桃金娘科树叶的标准提取物,故又称桃金娘油,在欧洲及我国已经上市。它可通过多种机制促进排痰:①调节气道分泌,增加浆液比例,改善黏液清除功能。②调整黏液 pH,降低黏滞度。③促进纤毛运动,加快黏液运送。④有一定抗炎和杀菌使用。不良反应主要为消化道反应。用法:成人每次 300 mg,每天 3 次。

(2)高渗盐:水雾化吸入高渗盐水能湿润气道黏膜,且高渗透压可刺激黏膜上皮内杯状细胞分泌黏液,具有黏液调节作用。临床上经常用于对痰少或干咳者,称为诱导痰检查,其对气道炎症评价及脱落细胞检查具有重要的临床价值。

(三)用药注意事项

(1)虽然镇咳药常与祛痰剂、平喘药、抗过敏药或镇痛剂合用,但也要避免过多使用祛痰药物,同时应用多种祛痰剂因强烈刺激气道腺体分泌黏液,反而使咳嗽加剧。

(2)恶心性祛痰药剂量不宜过大,以免引起呕吐。因能促使胃酸分泌增加,所以对溃疡病患者应慎用。服用氯化铵时应多饮开水。

(3)当痰量较多时,不宜使用镇咳药,尤其是喷托维林、苯丙哌林等,此类镇咳药会阻断咳嗽反射,导致痰液滞留于气道,既影响呼吸又易继发感染,故宜先祛痰为主,止咳为辅,等待痰液排出,咳嗽自然停止。

(4)中草药制剂应根据其药物的辨证合理选择,切不可盲目滥用。

第三节 人 工 气 道

在呼吸危重病患者的抢救过程中,维持呼吸道通畅,保持足够的通气和充分的气体交换,以防止发生呼吸道并发症及呼吸功能不全,是保护和维持重要脏器功能的首要措施,要保持呼吸道的通畅,有赖于及时合理地建立人工气道。

一、人工气道的类型

(一)气管内插管

气管内插管常作为全身麻醉、心肺脑复苏和抢救各类危重病患者,施行人工辅助通气的首选人工气道,它具有保持呼吸道通畅、方便清除分泌物、避免误吸,并确保有效地进行人工通气等优点。

1.气管内插管的适应证

(1)内科危重症患者:①各种原因所致的上呼吸道梗阻导致的呼吸困难,心肺脑复苏患者。②各类中毒引起的痉挛、麻醉及昏迷。

(2)选择性或呼吸治疗性气管内插管:①COPD 伴急性加重致呼吸衰竭。②急性呼吸窘迫综合征。③中枢神经系统及神经肌肉疾病。④保证气道分泌物的清除。

(3)外科术后:①术后早期麻醉苏醒,全麻后保留插管以防咽喉缺乏保护性反射。②术后呼吸功能不全,术后通气量不足,心脏术后出现弥散功能受损,肺叶切除术后肺交换面积减少。③心胸及上腹部术后循环不稳定,保留气管内插管做辅助人工通气,以利呼吸及循环功能的稳定及改善。

2.气管内插管的禁忌证

(1)绝对禁忌证:喉水肿、急性喉炎、喉头黏膜下血肿、插管创伤可引起严重出血,除非患者急救,否则以上情况禁忌气管内插管。

(2)相对禁忌证:①呼吸道不全梗阻者有插管适应证,但禁忌快速诱导插管。②并存出血性血液病(血友病、血小板减少性紫癜症等)者,插管创伤易导致喉头、气管黏膜下出血或血肿,继发呼吸道急性梗阻。③主动脉瘤压迫气管者,插管可能导致动脉瘤破裂,为相对禁忌证。如果需要施行气管插管,动作需熟练、轻巧,避免意外创伤。④鼻道不通畅、鼻咽部纤维血管瘤、鼻息肉或有反复鼻出血史者,禁忌经鼻气管内插管。⑤操作者对插管基本知识未掌握、插管技术不熟练或插管设备不完善者,应列为相对禁忌证。

(二)气管切开术

气管切开术系切开颈段气管,放入金属气管套管和硅胶套管,是解除喉源性呼吸困难、呼吸功能失常或下呼吸道分泌物潴留所致呼吸困难的常见手术。

1.气管切开的适应证

(1)各种原因造成的上呼吸道梗阻所致呼吸困难:鼻咽喉肿物、急性炎症、喉水肿、喉神经性疾病、巨大甲状腺肿等均可引起呼吸困难。

(2)各种原因造成的下呼吸道阻塞所致呼吸困难:中枢性疾病、中毒昏迷、神经系统疾病(重症肌无力)导致呼吸肌麻痹,严重衰竭或严重创伤、胸腹术后不能有效清除下呼吸道分泌物。

(3)昏迷或心肺脑复苏的后期:长期昏迷不醒的植物人,严重肺部并发症,分泌物多不易咳出或吸出有发生窒息危险者。

(4)预防性气管切开:在施行咽喉、口腔、下颌等某些手术前,为防止血液及分泌物下咽,可先行气管切开术。

(5)其他治疗用途:麻醉给药、辅助呼吸、清除下呼吸道分泌物、提高雾化吸入的疗效。在此情况下适应证应从严掌握。

2.气管切开的禁忌证

(1)张力性气胸者(插管闭式引流后可上机)。

(2)低血容量性休克、心力衰竭尤其是右心衰竭者。

(3)肺大疱、气胸及纵隔气肿未引流前。

(4)大咯血患者。

(5)心肌梗死者(心源性肺水肿)。

二、人工气道建立的方法

(一)简易人工气道

简易人工气道包括口咽导管及鼻咽导管,适用于机械性因素,如舌后坠、呕吐物、血凝块或异物等引起的上呼吸道部分或完全梗阻。其步骤如下。

(1)首先清除口腔内的分泌物及异物,托起下颌,使患者头后仰并转向一侧。这是暂时开放上气道最有效的方法。

(2)放置口咽或鼻咽导管,这是保证患者上呼吸道通畅的最简单有效的方法,放置口咽或鼻咽导管各有优点,应视具体情况而定,口咽导管可防止舌和咽部软组织松弛而致上呼吸道阻塞,但清醒患者多难于接受。相比较而言,鼻咽导管有较多的好处,可解除上呼吸道梗阻,保证导管内供氧,利于咽后壁积存分泌物的清除及口腔护理,较易固定,患者耐受性较好。

(二)气管内插管

1.经口气管内插管

经口气管内插管(图 6-5)适用于紧急抢救或留置时间不长者。一般认为经口插管保留时间<72 小时,超过此时间,若因病情而不能拔管,则应改为经鼻插管或气管切开。如患者能耐受,无明显躁动者偶有延长至 1 周。但必须注意加强气道管理及口腔护理。口腔插管有较大的机动性是其优点,且近年来多采用塑料导管和低压气囊,因此压迫和黏膜刺激引起的并发症已大为降低。但该法缺点颇多:①插管不易固定,咽部刺激性大,吞咽时易致胃肠胀气。②不利于气道分泌物的清除。③受压时间长易引起麻痹、溃烂、出血。故目前除紧急抢救和麻醉科全身麻醉手术外,多建议采用经鼻气管内插管法(图 6-6)。

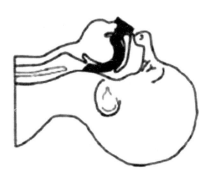

图 6-5　经口气管插管法

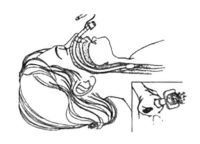

图 6-6　经鼻气管插管法

（1）插管前准备工作。①器械：喉镜（带弯片及直片）、不同型号的气管导管、管芯、牙垫、连接接头、吸痰管、吸引器、面罩、有贮气囊的简易人工呼吸器、供氧源、插管钳，吸 1 mg 阿托品注射液于注射器内。②气囊：应选用低压或常压气囊，压力 <2.5 kPa(25 cmH$_2$O)。③患者：平卧位，除昏迷、有胃扩张或新近进食外，若条件许可先停留胃管。若呼吸停止或严重缺氧患者，应先行人工呼吸及供氧。

（2）插管步骤要点。①开启床旁的各种监护仪，有条件应安排一人专门进行监测。②患者仰卧，头部不可过分后伸，检查口腔有否异物及牙齿情况，松动或义齿都应取出。③开放气道、固定面罩，用简易人工呼吸器先行辅助通气，尽可能改善患者的缺氧情况，使血氧饱和度维持 95％以上。④左手握喉镜柄，右手拇指、示指将患者口唇牵开，从患者右口角放入喉镜片（多用弯片），把舌头推向左侧，视野内不可露出舌体。⑤把镜片移向中线，垂直提起镜片进入直至见到会厌，应注意喉镜进得太浅会使舌后部膨出阻碍视线；如进得太深，则会使喉部过分抬高露出食管，切勿以上门齿为喉镜柄的支点，而是以向上向前抬起的力量以便暴露喉部，用力方向与镜柄一致。这时操作者右手移到患者的前额或枕部，将头进一步后仰，使喉镜和气管成一直线，以便于显露声门进行插管。⑥当看到构状软骨和中线,最后看到声门和声带时,右手持气管导管从患者右口角进入口腔并进行必要的转动,在直视下通过声门,在导管进入声门约 1 cm 后及时抽出导管芯。⑦拔出管芯后,继续将导管稍向前伸送,插入深度以门齿为准,在成人一般为 22~24 cm。然后放入牙垫,退出镜片,左手固定导管和牙齿,右手用简易呼吸气囊立即通气供气或由助手帮助实施。⑧用胶布暂时固定导管和牙垫,并给套囊暂时充气以防误吸。⑨气囊充气,推荐采用最小漏气技术,具体方法:把听诊器放在颈部,缓慢向气囊充气,直至气流声消失;然后缓慢抽出 2 mL 气体,在送气峰压时可听到少许漏气;如自主呼吸则在呼气末时可闻及少许漏气。

气管内插管后应立即检查导管位置,如有条件,应立即做床边 X 线或纤维气管镜以证实管尖位置。为避免导管插入过深而进入一侧支气管可误入食管,必须进行下列试验以资鉴别:①用一手指压在胸骨上凹可感觉到导管干或充气时的气囊膨胀感。②听两肺呼吸音以排除单侧支气管插管(通常易插入右支气管)。③在压呼吸囊时上腹部是否有气体通过音,而两肺无呼吸音,同时上腹部膨隆并叩诊呈鼓音,提示导管误插入食管。④监听气管导管气流强度,插入气管内气流强而大。⑤吸痰患者有呛咳反射。⑥使用透明气管导管插入气管后,可立即见到呼出蒸汽,误入食管则无。⑦CO_2 监测仪监测呼气末 CO_2 浓度即可知晓,误入食管者为零。⑧血氧饱和度监测仪:血氧饱和度作为插入气管和误入食管的鉴别诊断,与呼出末 CO_2 监测相比其敏感性较差,反应也较迟,误入食管导致的血氧饱和度下降,可能需要 3~5 分钟的时间。用纯氧机械通气时,患者血氧饱和度应迅速上升到 100%,如果不升反而从 98% 下降,脉率变慢,这就要迅速找原因,在排除麻醉机、呼吸机脱落和呼吸道梗阻后,应考虑气管导管误入食管的可能性,立即拔出导管,重新插管或用口罩进行人工呼吸,若情况许可,应用纤维支气管镜插入导管检查,更容易作出鉴别诊断,气管导管误入食管的后果严重。若不及时辨认,可因缺氧而导致患者死亡。⑨确定插管在气管内,常规用吸痰管通过气管导管借以了解是否通畅,并吸出气管内分泌物,如通过有障碍,应重新调整导管位置,直至吸痰管通过顺利为止,此时重新用胶布将导管牢牢固定于患者面部或当颊部有胡须或潮湿时,用松节油去干后再固定。⑩当持续正压通气时,应采用最小漏技术给套囊充气,然后检查呼吸机管道与给氧装置的接头连接是否牢固,有无扭折等。

2.经鼻气管内插管

经鼻气管内插管可以克服经口气管内插管的缺点,并可减少并发症的发生,患者也较易忍受,口腔卫生也易于保持,尤以新生儿鼻腔内径比喉头者大,插管易成功。但在周岁以后,喉的直径大于鼻腔者;如鼻腔有畸形则使导管不易插入,一般经鼻插管在技术上比经口更为困难并费时,不适用于需要紧急气道控制的窒息患者。此外,还有损伤大(鼻出血等)和把鼻道细菌带入气管的危险。但在有自主呼吸、牙关紧闭或头不能后仰(怀疑颈椎骨折或脱位)的伤病者,可能需要经鼻气管内插管;需要较长期保留气管内插管者,宜用经鼻气管内插管。

经鼻气管内插管原则与经口相同。选一通气良好鼻孔,表面麻醉喷雾,滴入血管收缩药及液状石蜡,在插管外壁涂滑润剂,将导管先行垂直插入鼻孔,再沿鼻腔自然通过鼻后孔达咽腔。

采用明视法,用喉镜监视导管方向,对准声门送入,不易对准时,再经口用插管钳调整方向,对准后送入声门。采用鼻腔盲插法时,依导管内呼气气流的强弱或观察气流使透明管壁受热气影响转为模糊的程度,以判断导管端口与声门间的位置。操作时,前倾后仰调整头位,旋转导管改变指向左、右的方向,触诊颈前皮肤可了解导管前端位置至最佳时,推进导管进入声门。如果导管推进中受阻,或气流声中断,提示位置偏斜或误入食管及梨状窝,应稍退出导管调整位置再试,必要时改变为明视下插入。鼻腔插管后,将导管直接固定于鼻面部。

(1)快速气管内插管法:凡在饭后因受伤或急症需要插气管导管施行手术或抢救饱胃伤病者,均应采用既迅速,又能防止胃反流和误吸的方法。①备好吸引器。②选好体位,仰卧头低位能防止误吸,而半坐位能阻止反流,何者为好尚无定论,用氧而不用正压给氧。通过压迫环状软骨以封闭患者的食管上端,然后静脉推注丙泊酚(1 mg/kg),快速插管,能防止误吸。脑外伤抽搐和窒息的患者均是需要快速插管的,脑挫伤患者用肌肉松弛药后插管可防止咳嗽、挣扎加重的脑出血和脑水肿。但必须指出,缺乏经验者快速气管内插管可能有危险。

(2)清醒气管内插管法:全身麻醉前有误吸危险、严重肺功能不全、咳嗽无力、咽喉反射减弱或消失的患者,气管肿物或肿瘤压迫导致呼吸困难的患者,以及严重胸部外伤的患者需要进行清醒气管内插管法。

清醒患者气管内插管较困难,需要技巧和经验。其方法是用喷雾器向上呼吸道黏膜喷1%普鲁卡因或2%～4%利多卡因,顺序为喷舌根、口咽黏膜,并在插入部分喉镜片直视下喷下咽部和会厌上及喉黏膜,最后喷声门口,避免恶心反射和喉痉挛。气管黏膜表面麻醉常用多孔管,经声门插入气管内或用7号针头通过环甲膜注入1%普鲁卡因2 mL或2%～4%利多卡因2～3 mL。经静脉注射镇静剂或镇痛剂,如地西泮0.1～0.2 mg/kg,芬太尼1～2 μg/kg,可使患者安静,减轻刺激反射,插管易于成功。但用量要合适,因病情而异,有的患者只需静脉给地西泮 2.5 mg 和表皮下麻醉进行插管就很满意。保持清醒合作,注意不使患者对语言指令反应消失,否则不能配合。准备吸引器以便随时吸除口腔积存的痰液或反流物。若插管前已有反流或呕吐及误吸,可通过气管内插管反复吸引,刺激咳嗽反射以帮助患者清除气管内吸入物及分泌物。

(3)纤维光束喉镜引导插管法:对于颈短粗、下颌骨发育不良、牙突出、头不能后仰、张口困难、巨舌或解剖异常的患者,插管较难,可用纤维光束喉镜引导插管,可先把充分滑润的而直径小于气管导管内径的纤维喉镜或纤维支气管镜插入气管导管内,在直视下经鼻将纤维镜插入导管内,而后把气管导管沿着纤维镜滑入气管内,再把纤维镜退出。此法只适于有困难的选择性插管者,而不适于紧急抢救的患者。急救时仍以口腔气管内插管为首选。

(4)婴幼儿气管内插管法:幼儿(<3 岁)和婴儿(<1 岁)则以无气囊导管为好。其解剖特点是婴幼儿喉头的位置比成人高,会厌松软呈 U 形,喉呈漏斗形,在环状软骨水平处腔径最窄。导管选择太粗,在拔管后会在环状狭窄处引起窒息性喉炎及水肿,这在选择导管口径时必须慎重考虑。

婴儿,特别是新生儿,用直喉镜片比弯喉镜片更为适合,因婴儿气管活动范围小且易滑入支气管。有学者主张新生儿复苏用锥形管,此管在喉的入口处有管户,能避免导管滑入支气管。但在长期插管者,用无肩的普通型塑料管损伤较小,选择最理想口径和长度的导管,以熟练无损伤操作并仔细观察,这些都是很重要的。

(三)气管切开术

气管切开术即气管造口术(图 6-7),是通过颈前正中线,切开气管上段的前壁,插入套管以开放呼吸道的急救手术。气管切开的目的是利于较长时间的呼吸道管理及人工通气,它应该严格按无菌操作技术施行。

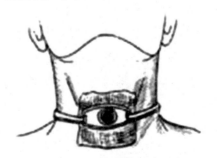

图 6-7　气管切开术

1.优点

(1)便于清除气道分泌物。

（2）减少呼吸道无效腔及阻力。

（3）解除上呼吸道梗阻。

（4）便于供氧、气管内给药和雾化吸入等局部治疗。

（5）便于长时间人工通气治疗。

（6）患者顺从性较好。

2.缺点

（1）手术创伤和外观上的损害。

（2）与气管内插管一样，失去了上呼吸道对空气的过滤、湿化和温化作用，易导致和加重下呼吸道、肺部的感染。

（3）由于患者不能用语言表达思想，易引起焦虑等心理障碍。

3.注意事项

（1）气管切开前必须作好充分准备，全过程中必须有专人进行监测。

（2）自环状软骨以下至胸骨上切迹和两侧胸锁乳突肌之间的三角区内无重要神经和血管，是气管切开术胸前安全区。

（3）术中注意勿损伤甲状腺（尤其是峡部易损伤）及环状软骨，以免引起大出血及破坏支持喉腔和气管完整性的结构。

（4）在特殊情况下，如颈部粗短或极危重的患者，施行紧急气管切开，随时有可能发生呼吸心搏骤停。因此，最好在气管内插管后行气管切开术，或在有熟练专业人员在场的情况下进行，以免发生意外时能及时抢救。

4.气管切开术应遵循的原则

（1）低氧血症及高碳酸血症对人体的损害程度是决定气管切开时机的主要因素。

（2）吸入性呼吸困难的程度是决定是否行气管切开的决定因素。

三、人工气道的管理

（一）人工气道的固定

1.操作目的

固定人工气道，预防管路脱出，防止非计划性拔管。

2.操作要点

（1）操作前。①评估:双人核对医嘱;核对床号、姓名、病历号和腕带（请患者自己说出床号和姓名）;评估患者的病情、意识、生命体征和合作程度;评估管路位置、深度、气囊压力、固定部位的皮肤情况。②准备:人员准备。仪表整洁，符合要求。洗手,戴口罩。物品准备。治疗车上层放置标尺、3 m长形胶布两条、听诊器、快速手消毒剂。以上物品符合要求,均在有效期内。治疗车下层放置医疗废物桶、生活垃圾桶。

(2)具体操作步骤:①核对患者床号、姓名、病历号和腕带(请患者自己说出床号和姓名)。②测量气管插管外露刻度,经口气管插管者应测量气管插管尾端距门齿处的长度,记录并做标记。③监测气管插管套囊的压力,吸净气管及口腔分泌物。④固定气管插管,将牙垫放置在导管的一侧嘱患者咬住,防止气管插管左右偏移,可在导管的两侧都放置牙垫。⑤采用蝶形交叉固定法,先固定气管插管和牙垫,再交叉固定气管插管,胶布末端固定于面颊部,或选择其他适宜的固定方法,如固定器。⑥气管切开导管固定时,在颈部一侧打死结或手术结,松紧度以能伸进一指为宜,用棉垫保护颈部。⑦操作后,测量气管插管的套囊压力,观察两侧胸部起伏是否对称。听诊双肺呼吸音是否一致。

3.注意事项

(1)操作前后测量气囊压力,保证套囊压力在正常范围。

(2)操作前后检查气管插管深度和外露刻度,避免气管插管移位。

(3)躁动者给予适当约束或应用镇静药。

(4)每天更换胶布固定部位,避免皮肤损伤,采取皮肤保护措施,气管切开患者注意系绳的松紧度,防止颈部皮肤受压或气切套管脱出。

(5)调整呼吸机管路的长度和位置,保持头颈部与气管插管活动的一致性。

(6)操作前后告知患者不要随意变换体位,以免气管插管不小心脱出。

(7)指导患者使用人工气道期间,可采用非语言性沟通方法与医护人员进行交流。

(二)人工气道的湿化

1.操作目的

通过专门的装置将溶液或水分散成极细微粒,以增加吸入气体中的湿度,达到湿润气道黏膜、稀释痰液、保持黏液纤毛正常运动的一种物理方法。

2.操作要点

(1)操作前。①评估:评估患者意识、生命体征及血氧饱和度、合作程度;评估痰液黏稠度、性状及量,气道通畅情况;评估环境温湿度。②准备:患者准备。向患者和家属做好解释,取得配合,取合适体位。用物准备。湿化装置,湿化液(0.45%氯化钠、灭菌注射用水或1.2%碳酸氢钠)。

(2)具体操作步骤:①检查各连接管是否连接紧密,防止脱开。②向湿化器内注入湿化液,调节适宜的温度。③湿化过程中,应定时查看并及时添加湿化液。需要时更换人工鼻。④湿化后及时清除呼吸道分泌物,询问患者主观感受。⑤操作完毕,清理用物,洗手、脱口罩、记录。⑥观察患者意识、生命体征、血氧饱和度,注意有无呼吸困难及人机对抗表现。⑦观察痰液黏稠度性状及量,听诊患者肺部痰鸣音,气道通畅程度。

3.注意事项

(1)预防湿化过度:观察患者痰液性状、量,听诊肺部痰鸣音,评估液体入量。

(2)预防冷凝水误吸、患者窒息:积水瓶应处于呼吸机管路的最低位置,并及时倾倒。

(3)预防院内感染:湿化罐内的湿化液应每天更换,若污染随时更换;人工鼻按需更换。

(4)预防气道烫伤:湿化器加热以气道开口端温度在 37 ℃为宜,并注意及时调整。

(三)人工气道气囊的管理

1.操作目的

改善呼吸道分泌物的引流;改善声门的功能,提高咳嗽频率;提高人工气道的清除功能。

2.气囊充气方法

(1)注射器充气。较为简便,临床常用。此法凭个人经验和指感来判断气囊充气程度,测压准确率低。

(2)最小漏气技术。最小漏气技术是指吸气时有少量气体漏出。方法:听诊器置于气管处,向气囊内注气直到听不到漏气声为止,然后抽出气体,每次 0.1 mL;直到吸气时听到少量漏气为止。优点:不易发生气道黏膜损伤。缺点:易发生误吸。

(3)最小闭合技术。最小闭合技术是指吸气时刚好无气体漏出。方法:将听诊器置于气管处,向气囊内注气直到听不到漏气声为止,然后抽出气体,每次 0.5 mL,至可闻及少量漏气声,再注气,每次 0.1 mL,直到吸气时听不到漏气声为止。优点:不易发生误吸。缺点:易发生气道损伤。

3.气囊压力监测

(1)监测方法:①血压计测定法。②床旁自动调节监测气囊压法。③无液气囊测压计测定法。

(2)监测步骤:①气管插管或气管切开套管确认后向套囊内注入 5~10 mL 空

气。②使用测压计紧密连接导管套囊线,测得压力,压力应维持在 1.5～2.5 kPa (15～25 cmH$_2$O)。③调节合适压力后,分离测压装置。④每 8～24 小时监测气囊压 1 次。⑤气囊充气方法,推荐最小漏气技术和最小闭合技术。

(3)注意事项:①无特殊原因,不主张常规放气。②气囊放气前,应吸净口鼻腔分泌物。③气囊压力大小的变化是一个动态过程,当有异常时要全面评价,不能持续充气或放气。④如果怀疑气囊已过度充气和/或气管损伤,可用胸部 X 线来评价气囊直径与气管直径的比例。⑤插管前应将套囊线放入牙垫内加以保护气囊,避免患者咬裂。

(四)人工气道并发症及对策

1.气管内插管的并发症及处理

(1)即发并发症:出血,喉及气管裂伤、擦伤,声带损伤,喉及声门下水肿,杓状软骨脱位,插管脱落致窒息等。经鼻或口气管内插管导管误入食管而未被立刻发现是最危险的并发症。前述的鉴别方法有助发现,应立即对其进行处理。少数病例插管后出现呛咳、憋气,可用 1%～2% 利多卡因分次气道内滴入,也可使用镇静剂甚至肌肉松弛药,以便保证气道通畅。熟练掌握插管技术并严格按照操作规程是预防和避免上述并发症最有效的措施。

(2)迟发并发症:声带肉芽肿、喉部软骨炎、气管内肉芽肿、气管狭窄、气管塌陷等,长期插管导致气管黏膜溃疡、出血、肺部反复感染。处理措施主要包括选择合适的刺激性小的导管、采用最小漏气技术、减少气囊的容积及监测气囊的压力、条件允许时及早拔管。气管导管撤除时,即发并发症可能有气管塌陷导致呼吸道梗阻或胃内容物及异物误吸,故必备气管内插管及气管切开器械。经鼻插管拔除后的并发症有鼻孔溃烂、鼻中隔穿孔,部分患者可引起鼻窦炎,处理及预防措施效果欠佳,均宜早日拔管。

2.气管切开的并发症

(1)早期并发症:①伤口渗血、出血;②皮下气肿或纵隔气肿;③气胸。

(2)晚期并发症:①伤口感染;②气道阻塞;③吞咽障碍;④食管气管瘘;⑤气管-无名动脉瘘致大出血死亡。

(3)后期并发症:①切开部位气管不愈合;②气管肉芽肿引起气道狭窄、梗阻。

一般来说,只要手术仔细操作,及时止血,气管套管正确置入气管腔,上述并发症并不常见。

(五)人工气道的撤离

全身麻醉术后,不论选择性或治疗性气管内插管的拔管,一般以拔除后

24 小时内无须重新置管为拔管成功的标准。拔管时注意事项及步骤如下。

（1）拔管前须先向患者详细解释，以期获得患者的合作。

（2）先清除患者的口咽和鼻咽部积存的分泌物，然后用另一消毒吸痰管清除气道内分泌物。

（3）提高吸入氧浓度 2～3 分钟，让患者用力深吸气或予正压通气，吸气末时放出气囊内的气体，快速拔出插管。

（4）立即予合适的途径供氧，多用双腔鼻氧管供氧。

（5）观察患者气道情况，以判断是否存在阻塞、呼吸困难，鼓励患者做深吸气及主动咳嗽。

（6）确保患者撤离人工气道后能维持有效的自主呼吸，床边应备有全套的气管内插管及气管切开的器械，拔管后常用地塞米松 2 mg 雾化吸入，以预防气道痉挛及减轻声门水肿，在小儿中更是如此。气管切开套管的撤离（拔管），拔管前准备与气管导管的拔除相同，拔管方法可根据基础疾病及病情的不同采用逐步堵管或一次拔除套管 2 种方法。拔管后伤口用细纱覆盖，让伤口自然愈合。

（六）人工气道建立后的其他辅助治疗

1.急诊胸腔引流

严重胸部伤或应用机械通气的患者，均有发生张力性气胸的可能，一旦发现应及时行胸腔闭式引流，以利肺复张。在未行引流的张力性气胸患者，行气管内插管人工通气可致患者死亡，应予警惕。

2.胃肠减压

有胃肠胀气者应及时停胃管进行减压，可防呕吐导致误吸。对于昏迷患者，建议应在气管内插管后再插胃管，因为停胃管的操作过程可致呕吐、反流和误吸。操作应由有经验的人员完成，如徒手操作有困难者，常用纤维支气管镜协助完成。

3.预防和控制呼吸道感染

人工气道的建立破坏了上呼吸道的防御功能，且危重患者机体抵抗力较弱，又处在极易发生呼吸道交叉感染的 ICU 中，因此，防止呼吸道感染及对已有感染者加强监护治疗极为重要。首先要排除来自人工气道、机械通气及反复气管吸引和其他呼吸器械造成的医源性污染，其次可定期做气道分泌物的细菌培养（经纤维支气管镜用防污毛刷结果较为可信），根据药敏及临床情况调整抗生素。

第七章

疼痛的护理

第一节 概　　述

　　国际疼痛研究学会将疼痛定义为"由实际或潜在的组织损伤,或对此类损伤的描述,所引起的不愉快的感觉和情感经历"。疼痛是一种复杂的生理心理活动,由伤害性刺激所引起机体的痛感觉和机体对伤害性刺激产生的痛反应两部分组成。可同时伴呼吸、循环、代谢、内分泌及心理和情绪的改变。痛觉是神经末梢痛觉感受器受到伤害和病理变化刺激后,通过神经冲动传导到中枢大脑皮层而产生的一种主观感受。疼痛是机体受到伤害的一种保护性反应,疼痛有助于人体及时躲避伤害,并可引起机体一系列防御性保护反应,也可提醒人们去积极治疗躯体疾病。但当疼痛长期存在时,不仅报警作用消失,还会对机体造成持续的损害和难以忍受的痛苦。疼痛虽然是人体正常的保护性反应,但当伤害已经造成、疾病已经存在,且疼痛病因去除后,疼痛仍持续存在不仅无益于机体保护,还可能进一步加重机体损害。

一、疼痛的生理机制

(一)疼痛的中枢神经机制

1.脊髓对疼痛的感知

　　脊髓是伤害性信息向大脑中枢传递的中继站。Aδ纤维和C类纤维的胞体位于脊髓背根神经节内。Aδ感觉纤维大多终止于脊髓背角的第Ⅰ层,部分终止于第Ⅱ和第Ⅴ层;C类纤维终止于脊髓背角的第Ⅰ层和Ⅱ层,很少终止于第Ⅴ层。这些胞体发出的轴突组成束,上行或下行若干脊髓节段,与第二级痛觉传导纤维构成突触。

2.痛觉信息的上行传导

某些二级神经元是投射性神经元,可将伤害性信息传给更高一级的脑神经。脊髓背角第Ⅱ层内有丰富的小中间神经元,其中一些是兴奋性中间神经元,可将一级神经元的传入性冲动传递给位于第Ⅰ层和第Ⅴ层中的投射神经元;第Ⅱ层中的少数细胞具有长轴突,可直接向脑进行投射。

伤害感受器的传入冲动,在脊髓背角神经元初步整合后,经上行通路进入中枢的高级部位。这些上行通路包括脊髓颈核束、脊髓网状束、脊髓丘脑束、脊髓下丘脑束、脊髓中脑束、脊髓旁臂杏仁束和脊髓旁臂下丘脑束等。在这些痛觉传导束中,脊髓网状束和脊髓颈核束传导快痛,而脊髓丘脑束、脊髓中脑束、脊髓旁臂杏仁束、脊髓旁臂下丘脑束和脊髓下丘脑束既传导快痛又传导慢痛。

3.痛觉中枢

(1)皮层下中枢:与疼痛的感知、整合和调控相关的皮层下中枢主要包括丘脑、下丘脑及其他一些脑内神经核团和神经元。丘脑中参与疼痛传递的核团包括内、外侧核群中的腹后内侧核和腹后外侧核,髓板核群中的束旁核、中央核,下丘脑的视前区-下丘脑前区、下丘脑腹内侧核等。

(2)大脑皮质:是分辨疼痛感觉和发出反应的高级中枢。研究认为参与疼痛全过程的大脑皮质区有第Ⅰ感觉区、第Ⅱ感觉区、第Ⅲ感觉区和边缘系统。第Ⅰ感觉区为疼痛感觉分辨区;第Ⅱ感觉区主要感觉内脏性疼痛;第Ⅲ感觉区参与深感觉的分辨和疼痛反应活动;边缘系统主要参与内脏性疼痛和心理性疼痛的调控。

4.中枢敏感化

初级传入神经元反复持久的刺激,使神经元突触释放包括降钙素基因相关肽在内的一些物质,增加了脊髓背角释放的谷氨酸、P物质、兴奋性氨基酸和天冬氨酸等物质,这些神经递质或调质作用于相应的受体,激发对疼痛的快速和缓慢应答,使脊髓背角神经元兴奋性呈活性依赖性升高,从而使中枢神经系统的功能和活性产生实质性改变。其结果是脊髓背角细胞对现存传入冲动和原来的阈下传入冲动的反应性升高,产生相应的结果:①对正常刺激的反应增强;②接受区域扩大;③新近传入冲动激活阈值降低等。临床上表现:对正常的无害性刺激反应增强(触诱发痛);对损伤区域的机械和热刺激反应过强(痛觉过敏);对来自损伤周围的未损伤区域的机械刺激发生过强反应。这些改变均是损伤后脊髓背角神经元兴奋性增强所致,也就是中枢敏感化。

(二)疼痛的周围神经机制

1.伤害感受器

人体感受各种信号是由不同性能的感受器感知和传入的。感受器对信号的感知有特异性差别,可分为机械感受器、化学感受器、温度感受器和光感受器等。同时根据感受器的形态结构特点又可分为裸露神经末梢(痛、触觉感受器)、Krause 小体(冷感受器)、Ruffini 终端(热感受器)、Meissner 小体(触觉感受器)和特殊感受器(视、听、嗅、味)等。按照部位感受器可分为表层感受器、深层感受器和内脏感受器。

产生疼痛,首先要激活疼痛的感受器,这种感受组织伤害的感受器,称为伤害感受器。伤害感受器多为非特异性的游离或未分化的神经末梢,广泛分布于皮肤、肌肉、骨膜、关节、血管和内脏等处。一般认为初级传入伤害感受器是 $A\delta$ 纤维和 C 类纤维的终末分支,其细胞体位于背根神经节,主要感受机械性刺激、化学性刺激和冷热刺激。

2.伤害性感受的传入

伤害感受器被激活后主要通过 $A\delta$ 纤维和 C 类纤维将产生的伤害信息传递到中枢神经系统。$A\delta$ 纤维是细的有髓神经纤维,能够快速的传递神经冲动,与刺激后产生的快痛和初痛有关,疼痛性质通常为针刺样锐痛。C 类纤维是细的无髓神经纤维,它与慢痛和后痛相关,疼痛通常为灼痛。传递伤害性感受的 $A\delta$ 纤维和 C 类纤维并非简单的痛觉信息传导体,在受到损伤后,其本身就可以成为疼痛病灶而引起许多病理生理学改变。

3.交感神经纤维与疼痛的关系

交感神经系统在慢性疼痛的发生和发展过程中具有重要作用。神经损伤甚至是轻微的创伤也能导致交感神经功能紊乱,甚至诱发复杂区域疼痛综合征。复杂区域疼痛综合征常伴有交感神经功能失调,表现为痛觉过敏、触诱发痛和烧灼痛。试验研究表明,周围神经损伤后形成的新芽对 α-肾上腺素能激动剂非常敏感。同时还发现背根神经节上存在有 α-肾上腺素能受体,背根神经节与交感神经传出纤维终末之间形成神经突触联系,因此,交感神经传出纤维的活动能可使周围传入纤维的活动和反应发生异常。

4.外周敏感化

神经元之间是通过化学性神经递质来完成信息交流的。在组织损伤时,肥大细胞、巨噬细胞和淋巴细胞等释放炎症介质,产生炎症反应。伤害性刺激也可引起神经源性炎症反应,使血管舒张。上述因素导致毛细血管渗透性增加,使血浆向血管外渗出,并刺激细胞因子、炎症介质的产生和释放,如 K^+、H^+、血清素、缓激肽、组胺、神经生长因子等,间接活化磷脂酶 A_2、环氧化酶的瀑布反应,最后导致前列腺素的形成。前列腺素可能是通过 Na^+、Ca^{2+} 致敏外周神经元感受器。这些化学物质或炎症介质使正常时不能引起疼痛的低强度刺激也能导致疼痛。组织损伤后所发生的这一系列变化称之为外周敏感化。当外周伤害感受器发生敏感化后,可表现出自发性疼痛、痛觉过敏和触诱发痛。

二、疼痛的病理机制

(一)疼痛神经结构的病理改变

神经系统的基本结构是神经元和神经间质。神经元有胞体和胞突,神经间质则包括神经胶质、血管和周围神经。当间质组织发生缺血、缺氧、渗出、水肿和生化物质的析出时,首先引起神经元的功能障碍,早期为刺激性传导,使兴奋频率增高,不断释放疼痛冲动,而后随着组织损伤和局部压力的持续和加重,便引起神经元的变性,开始轴索膨胀、迂曲,相继出现纤维崩裂、髓鞘退变,可影响数个郎飞结,胞体随即固缩、液化,尼氏体及核体溶解消尖。胞体和胞突的病理变化是互为因果的,胞体脱离轴索即变性,轴索脱离胞体即裂解,此时传导功能即丧失,当解除压迫或恢复血运时周围神经纤维可望再生。完全断裂的神经纤维常在断端形成瘤状增殖,会造成异常传导,进而成为持续性顽固性疼痛的痛源。因为瘤状增殖中包含新生血管、周围神经和神经胶质,它们的不断刺激引起冲动传导。

(二)疼痛传导的病理改变

感觉冲动在临界水平以下只选择性兴奋少量的神经元,沿正常传递途径完成感觉传导功能。当强烈刺激所引起的痛冲动高频发放时,则会兴奋较多的神经元,使多条纤维兴奋传导,并引起多项反应,相继参与有关的病理机制。

每个神经元末梢所形成的突触多达千万余,并与许多神经元建立联系,可同时将信息传向其他多个神经元,称为辐散性传递。因此,当疼痛信号较强时,传递过程中在其所途经的每个环节和层面上可向其邻近的其他神经元传递,以致同时兴奋感觉、运动或躯体、内脏等神经元,从而引起多部位多器官多系统的异常变化,造成多项反应。与辐散机制相反的是聚合机制,即多项神经冲动集聚在一个神经元上,也就是某一神经元与多个神经元的突触发生联系,接受多项冲动的传导,使其他信号也易化为疼痛信号,从而呈现痛过敏或痛增强。

(三)疼痛反应的病理表现

疼痛引发的机体反应与疼痛性质有关,快痛反应局限、慢痛反应弥散、较轻的疼痛反应小且局限、剧烈疼痛反应大而广泛。这种反应差别显然与神经元的"承载"阈值有关。当痛冲动高频发放时,由于超阈值传导,痛冲动即易化和辐散于其他神经元,从而引起大范围的病理性反应。

1.躯体反应

轻度疼痛或快痛只引起局部反应,如局部充血少量活性物质的释放使局部在疼痛感觉的基础上又附加瘙痒和其他不适感;当疼痛强度加大时则呈现肌肉收缩、肢体僵固、强迫体位,同时由于生化物质、血管活性物质的增高引起缺氧,使疼痛更加剧烈。

2.内脏反应

疼痛所引发的内脏反应在病理过程中具有重要的临床意义。这种变化是以自主神经的异常活动为先导,引起一系列的器官、组织的反应,如心率加快、血压升高、心律失常、恶心、呕吐、出汗、便意等,在强烈疼痛时甚至可出现心搏骤停。

3.生化反应

研究证明慢性疼痛和剧烈疼痛中机体内源性镇痛物质减少,而抗镇痛物质和致痛物质增高,血管活性物质和炎性物质释放,不但加重了原病灶的病理转机,而且对各组织器官功能产生影响,出现激素、酶类和代谢系统的生化紊乱,使病理变化向更加广泛、复杂、严重方面发展。

4.免疫反应

有人观察到慢性疼痛的患者体内免疫球蛋白下降,其下降的程度和种类可因疼痛病源、病灶性质而有所不同。同时还发现其吞噬细胞功能也有不同程度的下降。还由于疼痛中糖皮质激素增高而抑制抗体反应,影响淋巴细胞的成熟,使机体免疫机能下降。

5.心理行为反应

疼痛对情绪的影响会形成因果环路,不论急性或慢性疼痛,多不同程度地表现为沮丧、抑郁、烦躁、暴怒、恐惧、焦虑、易激惹。在行为反应方面除了反射性动作外,还可出现神经症、变态行为、自伤行为,特别那些因长期使用麻醉、镇静药而成瘾的人,多有人格变态,失自尊,甚而轻生行为。疼痛反应及其病理生理因个体差异和疾病痛源性质、程度而有所不同,转归和预后也有差别。

三、疼痛的分类

(一)一级分类

1.生理疼痛

伤害性感受器对即将作用于身体的损伤起预警作用。在某些情况下,例如,关节和韧带的疼痛提示需要改变姿势;口腔的疼痛则提示所咀嚼的食物太烫,将会伤害黏膜。换言之,生理性疼痛是保护性的,是健康和生存所必需的,对于生理性疼痛,刺激的强度和伤害性感受的强度是密切相关的。

2.病理疼痛

持久的有害刺激对涉及区内的周围伤害性感受器产生两种效应:①使伤害性感受器灵敏化,即反应阈降低,可被非伤害性刺激激活。②炎症使一群静息的伤害感受器激活。因此,由于上述两种机制,使来自炎症区的传入信息显著地增加。在皮肤灼伤、皮肤或深部组织受到有害的化学性刺激和局部急性炎症的诱导情况下,两类伤害性感受器的兴奋性均增强。这导致感受野的范围扩大,以及更强的灼痛。甚至刺激已经消失了的兴奋仍能持续数小时,而且在脊髓后角也有相应的变化。因此,组织损伤和炎症所产生的伤害性输入使得中枢神经系统进入一种更易兴奋的状态。痊愈过程中,再逐步恢复到正常状态。

3.神经性痛

周围神经损伤后,初级传入神经元的性质可以发生很多变化:①神经芽的自发活性和兴奋性升高;②神经瘤形成;③相邻的神经纤维间互相接触。这样,由于周围神经的损伤,中枢神经系统接收到大量不正常的传入信息,并且通常重新调整中枢处理过程。

(二)按病程分类

1.急性疼痛

有一明确的开始时间,持续时间较短,常用的止痛方法可以控制疼痛。

2.慢性疼痛

疼痛持续 3 个月以上的疼痛,并由于心理因素干扰使病情复杂化,临床上较难控制。

(三)按疼痛程度分类

1.微痛

似痛非痛,常与其他感觉复合出现。如痒、酸麻、沉重、不适感等。

2.轻痛

疼痛局限、轻微。

3.甚痛

疼痛较重,痛反应出现。

4.剧痛

疼痛较重,痛反应强烈。

(四)按疼痛性质分类

1.钝痛

酸痛、胀痛、闷痛。

2.锐痛

刺痛、切割痛、灼痛、绞痛、撕裂样痛、暴裂样痛、钻顶样痛。

3.其他描述

跳痛、压榨样痛、牵拉样痛等。

(五)按疼痛部位分类

广义讲可分为躯体痛、内脏痛和心因痛三大类,其中按躯体解剖定位又可分:头痛、颌面痛、颈项痛、肩背痛、胸痛、上肢痛、腹痛、腰骶痛、盆痛、髋臀痛、下肢痛。

(六)按疼痛器官分类

神经系统疼痛、心血管系统疼痛、血液系统疼痛、呼吸系统疼痛、消化系统疼痛、内分泌系统疼痛、泌尿系统疼痛、运动系统疼痛、免疫系统疼痛和心理性疼痛。

第二节 护 理 评 估

疼痛是一种令人不快的感觉和情绪上的感受,伴有实际的或潜在的组织损伤。疼痛永远是主观的感受。临床镇痛的根本目的是消除患者的疼痛,解除患者的疾苦。而有效的止痛必须建立在明确诊断的基础之上。医务人员对从病史采集、体格检查及辅助检查等方面收集到的全部临床资料进行分析,对疼痛的来源做出一个准确的判断。护士必须学习、了解相关知识,掌握基本的疼痛的评估与记录方法,以保证及时、正确地掌握疼痛的发生、加重与缓解情况,调整治疗方案,落实治疗护理措施,提高患者疼痛治疗和护理水平,提高患者的生活质量。

一、疼痛程度的评估

在临床实践中,衡量疼痛的程度在很大程度上是依赖于患者和医师或护士之间的语言交流。当选择评分量表时,一般考虑以下5个因素:易于管理和评分;错误应用的比率;灵敏性(合用的类型数目);统计的能力;与用其他量表所得结果的相互关系。下面介绍临床较常采用的几种量表,以加深对疼痛程度的理解或可以在某些需要时选用。

(一)视觉模拟评分法

视觉模拟评分法是目前临床上最常用的疼痛程度定量方法,即在纸上画一条10 cm的长线,两端分别标明"0"和"10"的字样。"0"代表无痛,"10"代表最剧烈的疼痛,且越靠近"0"疼痛程度越轻,越靠近"10"疼痛程度越重,见图7-1。让患者根据自已所感受的疼痛程度,在直线上标记出相应的位置,然后用尺量出起点至标记点的距离(用cm表示),即为评分值。评分值越高表示疼痛程度越重。

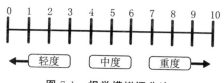

图7-1 视觉模拟评分法

(二)语言描述评分法

语言描述评分法是患者用语言描述自已疼痛感受的程度,一般将疼痛分4级:①无痛;②轻微疼痛;③中度疼痛;④剧烈疼痛。每级相差1分,分别记为0~3分。如"剧烈疼痛"为3分。此方法简单,患者容易理解,但不够精确。

(三)面容表情疼痛评估量表

面容1:表示面带笑容全无疼痛;面容2:极轻微疼痛;面容3:疼痛稍明显;面容4:疼痛显著;面容5:重度疼痛;面容6:最剧烈疼痛,见图7-2。

图7-2 面容表情疼痛评估量表

二、疼痛部位的评估

多数疼痛性疾病,疼痛的部位就是病变的所在部位。详细了解、反复询问疼痛部位对疼痛的诊断非常重要。除分清头面、颈项、肩臂、胸、腹、背、腰骶、臀髋、下肢等躯体部位外,还要问准疼痛发生所在的具体部位。如头面部痛,要问准是哪一侧,哪一部位,是额部、顶部、后枕部还是眼部、唇部、下颌部等。有时患者同时有几处痛或者某一范围内痛,则应看其范围是否与神经支配一致。深部组织疾病如深部软组织损伤骨性疾病等其疼痛部位及范围往往也不确切。通常给患者提供人体正反面线条图,请患者在感到疼痛的部位画上阴影,并在最痛的部位画叉。

三、疼痛的综合性评估

(一)性别和年龄

有许多疼痛病症有明确的性别、年龄区别。如肋软骨炎多发生在 20 岁左右的青年女性;丛集性头痛初发多是 20～30 岁的青年男性。同是腰背痛,在老年,多见于退变性疾病、转移癌等;在中年,多见于劳损、椎间盘突出症、肌筋膜综合征;在青少年,多见于外伤、畸形、结核、强直性脊柱炎。

(二)职业

在没有明显损伤时,颈、腰部的疼痛可以由不正确的用力、不合适的体位或一种姿势保持过久引起,如粉刷天花板、搬运物品、长时间伏案工作等。因此,应仔细询问职业,工种,劳动时的体位姿势,用力方式,工作环境的温度、湿度等。患者常常对这些不完全了解,经仔细询问才能发现。

(三)疼痛的诱发因素与起病情况

许多疼痛性疾病有明显的诱发因素,如功能性疼痛在潮、湿、凉的环境中易发病;神经血管性疼痛在精神紧张及缺氧时易发病;偏头痛易在月经前发作。许多疼痛的出现或加重也有明显的诱发条件及因素,如咳嗽、大便、憋气时出现向肢体放射性疼痛的病变;韧带损伤及炎症在某种体位时疼痛明显加重,有时则有明显的压痛点或诱发点。应注意发病开始的时间,最初疼痛的情况,如有无外伤,外伤时的体位及部位等,对判断起病原因及部位有重要意义。如睡眠后开始的颈部疼痛常为颈部肌肉痉挛,或落枕、颈椎病等。

(四)疼痛的性质

疼痛是一种主观感觉,对疼痛性质的表述受多种因素的影响,包括患者的文化素质、疼痛经历。因此,患者常对疼痛表述不清,或找不到恰当的词语来形容,但是疼痛的性质对诊断具有重要的意义。例如,软组织内血肿、脓肿、外伤后水肿为局部胀痛或跳痛;酸痛多为肌肉组织的功能性疼痛;神经根或神经干受压常引起放射痛;晚期肿瘤疼痛多呈部位固定,持续性且逐渐加重;风湿痛多为游走性;神经痛为阵发性剧痛;血管痉挛或肌痉挛性疼痛常有明显的间歇期,有时呈波浪形即时轻时重,并与诱发因素有关等。

(五)疼痛伴随症状

了解疼痛的伴随症状在疼痛疾病的诊断与鉴别诊断中是非常重要的。每种疼痛性疾病都有各自的伴随症状,掌握这些规律可使诊断局限到某类疾病或某个疾病。如关节疼痛伴有肿胀、晨僵者多为类风湿性关节炎;疼痛伴有发热者考虑感染性疾病、风湿热等;丛集性头痛的特征为头痛伴有痛侧流泪、睑结膜充血、鼻塞流涕等。疼痛的伴随症状较复杂,几乎每个剧烈疼痛病例均伴有烦躁不安、心率增速、呼吸加快、瞳孔缩小等交感神经兴奋症状。常见的伴随症状:头痛时伴头晕、恶心、呕吐、视物模糊、耳鸣、鼻塞等;颈痛伴手麻、腿软、眩晕、心慌等;腰痛伴泌尿系统、生殖系统或消化系统症状等。

(六)精神状态及有关心理社会因素

在了解患者的病史时,应观察患者的精神状态和心理反应,这会有助于发现那些需要特殊精神心理支持的患者,以便做出相应的支持治疗,这是全面评估患者疼痛的一个重要部分。绝大多数癌痛患者都存在不同程度的恐惧、愤怒、抑郁、焦虑和孤独等心理障碍。如果不能发现这些心理障碍,并努力加以解除,即使给患者足量的止痛剂,其痛苦仍得不到满意的解除。

(七)其他

过去史、家族史、婚姻史、感染史、肿瘤史、手术史、应用激素史、疼痛的诊断及治疗过程、效果等都应当引起重视。

四、止痛效果评估

(1)可用以上疼痛程度评估工具对目前的疼痛处理效果进行动态评估。

(2)4级法评估:①完全缓解,疼痛完全消失。②部分缓解,疼痛明显减轻,睡眠基本不受干扰,能正常生活。③轻度缓解,疼痛有些减轻,但仍感到明显疼痛,睡眠、生活仍受干扰。④无效,疼痛无减轻感。

(3)百分比量表:从0~100,0为无缓解,100为完全缓解。

五、疼痛评估记录表

首次疼痛评估主要包括详细病史:疼痛强度与性质的评估;社会心理评估;

体格检查强调神经系统的检查;适当的诊断检查以确定疼痛的原因。采用简单易行的评估工具和记录表格来准确评估记录疼痛的强度、疼痛缓解的程度及其与疼痛有关的指标。临床评估和记录疼痛的常规可概括:①定时询问疼痛情况并给予系统地评估;②相信患者及其家属报告的疼痛和什么方法能使疼痛缓解;③选择适于患者及其家属疼痛处理的方案;④以及时、合理、协作的方式实施治疗方案。

第三节　护　理　诊　断

一、疼痛护理诊断的思维方法

临床镇痛的根本目的是消除患者的主观感觉,而有效的疼痛治疗和护理必须建立在明确诊断的基础上,在进行诊断时首先应思考以下几个方面的问题。

(一)分清病变的组织或器官

要弄清病变存在于哪个系统、哪个脏器,如软组织、骨关节、神经系统或内脏器官等。在软组织中还要明确是在肌肉、筋膜、韧带或滑囊等。

(二)明确病变的性质

要明确引起疼痛的病变性质是源于损伤、炎症、畸形、肿瘤。对肿瘤还要分清是良性的,还是恶性的;炎症要分清是感染性的还是无菌性的;损伤要分清是急性外伤还是慢性劳损;畸形属于哪一种等。

(三)分清病变的部位

病变部位是指病变在皮肤表面的投影,只有对病变作准确地平面定位和立体定位,才能使治疗措施真正在病变局部和病变组织发挥作用。

(四)弄清病程的急缓

发病的急缓、病程的长短不同,对治疗方法的选择有密切关系。如急性腰扭伤引起的后关节半脱位、滑膜嵌顿,用手法矫治可收到立竿见影的效果。但若已形成慢性病变,而需行神经阻滞理疗和按摩等疗法。

(五)判断重要生命器官的功能

在疼痛的诊断过程中,应始终强调对全身状态即患者体质和重要生命器官功能的判定。年老、体弱、合并重要生命器官功能低下的患者,对阻滞疗法的耐受性差,应严格掌握适应证,控制麻醉药的用量。

在明确了以上5个方面的问题之后,就可以有针对性地选择一些治疗方法和护理手段,在保证患者安全的前提下,争取最好的治疗效果,从而也就达到了诊断的根本目的。

二、病史采集与分析

疼痛是临床上最常见的症状之一,包括疼痛的感觉和疼痛的反应。疼痛的反应一方面为自主神经反应;另一方面为心理或情绪反应。因此,临床上对疼痛的定位和病因诊断,要依靠详细地询问病史,获得完整准确的病史资料,仔细地观察和检查患者,还可以做一些必要的检查。同时还要靠临床的经验和思维,去伪存真,由表及里,才能作出正确的诊断。在询问和分析病史时,首先要分析疼痛主诉,最关键之处在于疼痛的位置、剧烈程度、疼痛特点及间歇时间;其次是使疼痛加剧和缓解的因素,以及疼痛发作时的周围环境。

(一)疼痛部位

对疼痛的诊断,首先应了解疼痛的部位。对疼痛的部位,患者一般可自已指出或说出,有时则很难说清。皮肤及皮下组织的外伤、炎症或其他病变作用到痛觉感受器,很容易准确地指出病变部位。但某些部位尤其某些内脏器官所引起的疼痛,由于牵涉痛及放射痛等原因,往往表现在远离该器官的某些部位,因此疼痛部位不一定与该器官的体表投影相同。有时脏器的病变刺激到浆膜腔的壁层时,也可在体表投影部位出现疼痛。如肾结石的疼痛可放射到大腿内侧与会阴部;心肌梗死时,疼痛可牵涉到左胸尺侧直到小指指尖,或左颈、下颌;颈椎病时因神经根受压,疼痛可放射至单侧或双侧上肢。因此,在诊断疾病时,不能仅根据疼痛的部位即确诊,还需结合常见疾病放射痛或牵涉痛的规律,配合判断。

(二)疼痛的性质

一般把疼痛描述为绞痛、刺痛、钝痛、烧灼痛、撕裂痛、刀割痛等,不同脏器疼痛引起的疼痛性质各有其特异性,但相似的疼痛也可由不同的疼痛所引起。有些疼痛则有不明确或不同性质的疼痛。如神经根受压常可引起放射痛;风湿痛为游走性;神经痛为阵发性的剧痛。

(三)疼痛的程度

对疼痛程度很难定出标准,加上受个体的耐受性、性质、心理特点、精神状态、注意力等各种因素的影响,所以对疼痛程度的描述差异性很大,一般把疼痛分为严重、重度、中度和轻度。

(四)疼痛的发作

疼痛发作的急缓和持续时间因疾病的脏器和性质不同,差别很大。发作急缓可由数秒至数天。每次发作持续时间也长短不同。

有些疾病的疼痛有一定规律,呈周期性或节律性发作。如胃溃疡疼痛发生于饭后 0.5~1.0 小时;十二指肠溃疡疼痛发生于饥饿时,进餐后消失。

(五)疼痛的诱因和缓解因素

疼痛常因某些因素诱发或缓解,了解各种疼痛病因和缓解因素,有助于对病变部位性质及病因的判断。

三、一般检查

观察患者的意识表情、体位、姿势运动功能等,常能判断出一部分疼痛性疾病,患者的疼痛部位范围、程度等。

(一)表情

严重的疼痛,患者常有痛苦表情,并伴有呻吟、面色苍白、出汗,这提示为器质性疾病,而心理因素或精神因素所致疼痛,其表情复杂而多变。

(二)体位

可分为自动体位、强迫体位、被动体位。

1.强迫仰卧位

患者仰卧,双腿蜷曲,借以减轻腹部肌肉紧张,见于急性阑尾炎。

2.强迫俯卧位

俯卧位可减轻背部肌肉的紧张程度,常见于脊柱和背部肌肉的疾病。

3.强迫侧卧位

有胸膜疾病的人多卧于患侧,以减轻疼痛,并有利于健侧代偿性增加呼吸运动,见于大量胸腔积液者。

4.强迫坐位

强迫坐位,如端坐呼吸,患者坐在床沿上,两手置于膝上或扶持床边。该体位可使胸廓辅助呼吸肌易于运动,同时使膈肌下降,肺通气量增加,下肢回心血量减少,以减轻心脏负担,见于心肺功能不全者。

5.强迫体位

在步行时心前区疼痛突然发作,患者常被迫立即站住,并以右手按抚心脏部位,待稍缓解后才可离开原位,见于心绞痛。

6.变换体位

腹痛发作时,患者辗转反侧,坐卧不安,主要见于腹部空肠脏器的平滑肌痉挛性疼痛,如胆道蛔虫症等。

(三)姿势

姿势主要靠骨骼结构和各部分肌肉的紧张度来保持。患者因疾病常出现特殊姿势。如胆道蛔虫症患者常辗转捧腹。

四、专科检查

疼痛在临床症状中最为常见且涉及范围复杂,专科检查可以加强对疼痛性质和部位的高效分辨。

(一)神经系统检查

1.嗅神经

注意鼻腔是否通畅,排除局部病变。然后用手压一侧鼻孔,用肥皂、牙膏和乙醇先后放于鼻孔前,了解患者能否察觉并分辨气味,完毕后再查另一侧。

2.视神经

检查视力、视野及眼底变化视野的变化。①一侧全盲:凡视交叉以前的视盘损害均可造成同侧视力丧失。②双颞侧偏盲:为视交叉中部损害的特点,常见于脑垂体肿瘤等。③同侧偏盲:为一侧视束病变所致,常见于内囊脑血管病变。眼底的病变有助于高血压病、动脉粥样硬化、慢性肾小球肾炎、糖尿病等疾病的诊断和鉴别诊断。

3.动眼神经、滑车神经及外展神经

观察两侧眼裂大小是否相等,有无眼睑下垂,两侧眼球有无突出、凹陷、斜视、震颤、眼球向各方活动是否受限,观察瞳孔大小、形状、两则是否相等,瞳孔的对光反射辐辏和调节反射。

4.三叉神经

注意检查触痛、温度等感觉功能和咀嚼运动、角膜反射。三叉神经有刺激性病变时,可有该分支的放射痛。在受损眼支的眶上孔、上颌支的上颌孔和下颌支的颏孔可有压痛,并可由此诱发相应神经分布区疼痛。有破坏性病变时,则有感觉障碍。三叉神经痛常突然发作,为一侧面部的剧痛,可无阳性体征。最常见的三叉神经痛由其分布区的某些病变所致,如牙根周围脓肿或龋齿、鼻炎、下颌关节病变。

5.面神经

观察眼裂、鼻唇沟及口角两侧是否对称,嘱患者皱眉、闭眼鼓腮、吹口哨等,观察两侧运动功能。判断有无面神经瘫痪并鉴别中枢型和周围型面瘫。

6.听神经

应用音叉检查骨传导和气传导,检查耳蜗神经功能。做旋转试验和冷热试验检查前庭神经功能。

7.舌咽神经、迷走神经

检查悬雍垂是否居中,两侧软腭的高度是否对称,声音有无嘶哑,吞咽有无呛咳,咽反射是否敏感。舌咽神经痛为发作性剧烈疼痛,发生于扁桃体、咽、耳内深部及外耳道部位,发作持续数秒。

8.副神经

观察患者的胸锁乳突肌、斜方肌有无萎缩,注意有无斜颈及垂肩。然后让患者耸肩、转头并测试其对抗阻力。

(二)感觉功能检查

1.浅感觉检查

(1)痛觉:可用大头针轻刺皮肤,正常时有痛觉。可转换用针尖和圆顶部轻刺,以核对患者能否辨别痛觉与触觉,并左右对比。

(2)温度觉:用盛有热水(40～45 ℃)和冷水(1～10 ℃)的小试管接触患者皮肤,正常能辨别冷热的感觉。

(3)触觉:用棉絮轻触患者皮肤及黏膜以测试其触觉。

2.深感觉检查

(1)震动觉:用震动的音叉紧密放置于检查部位的骨隆突处,询问有无震动觉,两侧是否对称。

(2)位置觉:将患者的指、趾向上向下或左右轻微活动,询问患者是否察觉及其移动方向。

3.皮层感觉检查

(1)皮肤定位觉:让患者闭目,检查者用手指轻触皮肤某处,让患者以手指指出被触及处。

(2)实体辨别觉:让患者闭目,放某物于患者手中,让患者辨认物体的大小形状、质地等。

(3)图形觉:让患者闭目,在患者皮肤上画图形(圆形、三角形等),询问患者能否感觉并辨认。

(4)两点辨别觉:用特制的双规架的两脚分开至一定距离,接触患者皮肤,如患者感觉到两点时,再缩小距离至两接触点被查觉为一点时为止。

检查感觉功能时,患者必须意识清楚,并充分暴露检查部位。可以感觉障碍区向健区移行,为避免患者主观作用或受暗示,应让患者闭眼。要左右两侧对比及肢体远近端对比,不明确时需反复检查。

(三)运动系统检查

1.检查方法

(1)望诊:观察病变部位的肿胀、肿块、畸形、皮肤色泽、窦道、瘢痕和皮下静脉,以及患肢的姿势、步态和活动等。

(2)触诊:主要包括骨、关节、肌肉、肌腱、韧带的触诊,注意局部压痛、肿块、皮温等。

(3)动诊:做关节动诊时,手法要轻柔。主要包括主动和被动活动、静态和动态检查,并与健侧对比。

(4)量诊:使用简单的工具测量肢体的长度和周径关节的活动、肌力等。在测量肢体的长度时,先将肢体置于对称位置,然后利用骨尺测量两侧肢体的长度,并予以比较;外周径的测量应在两侧的同一水平,并进行对比。测量关节活动范围时,可用量角器,以关节的中立位为0°,以此为起点,测量其伸、屈外展、内收等角度。

2.脊柱检查

(1)叩顶检查:患者端坐,检查时手掌置于患者头顶,用右手握拳叩击左手背,如出现患肢放射性疼痛为阳性,常用于颈椎病检查。

(2)臂丛牵拉试验:患者坐位,肢体放松,检查时双手分别置于患者头部左右耳后,双手夹紧颈项向上提起头部,此时如患者颈局部疼痛、麻木等为阳性,可供确诊颈部病变参考。

3.腰背部检查

(1)拾物试验:让患者站立位,拾取地面物品,如患者必须屈曲双膝和双髋而腰部挺直即为阳性。

(2)直腿抬高试验:患者仰卧,两腿伸直,检查者一手从髂嵴处固定骨盆,另一手将患肢抬高,如抬高不到60°患者即出现患肢闪电样痛或腰痛者为阳性,是腰椎间盘突出症压迫坐骨神经的重要体征。

(3)直腿交叉抬高试验:平卧,膝关节伸直,下肢逐渐被动抬起,观察抬腿高度及是否出现下肢放射性疼痛,以判断神经根或坐骨神经是否受压。

(四)检验学检查

1.血常规检查

(1)疼痛伴发热患者查血常规用于鉴别感染性与非感染性及感染类型。如急性细菌性感染白细胞计数常升高,严重时可达 $20×10^9/L$ 以上,并伴有明显核左移。在活动性肺结核如严重的浸润性结核时,白细胞计数也常达 $20×10^9/L$ 以上,但以单核细胞增多为主。病毒感染则白细胞计数减少。

(2)类风湿关节炎患者查血常规可判断此类患者病情轻重及风湿有无活动。

(3)年老、体弱或肿瘤晚期需镇痛治疗,患者查血常规可以估计患者全身状况、耐受程度,从而制定合适的治疗方案。对血红蛋白浓度和红细胞总数较低的患者应慎重处理。

2.红细胞沉降率测定

(1)风湿热、结核患者临床上采用红细胞沉降率来观察风湿热及结核病有无活动及治疗效果。活动性风湿热、风湿性关节炎等红细胞沉降率常增快,病情好转时红细胞沉降率渐减慢,无活动性时红细胞沉降率正常。

(2)首诊患者查红细胞沉降率可判断机体有无炎症及炎症的类型。如红细胞沉降率增快,同时白细胞计数增多可能为细菌性急性炎症。

(3)疼痛伴有肿块患者常用红细胞沉降率判断肿块的性质。良性肿瘤红细胞沉降率多正常,恶性肿瘤红细胞沉降率常明显增快。

(4)对某些疼痛可用于红细胞沉降率判断是功能性或器质性疾病。如心前区疼痛、心肌梗死时红细胞沉降率增快,而心绞痛时红细胞沉降率正常。

(5)高球蛋白血症患者可结合红细胞沉降率、其他检验项目及体征对病因作出诊断。如系统性红斑狼疮、肝硬化等红细胞沉降率亦常增快。

(6)对年老、体弱及慢性消耗性患者查红细胞沉降率用于判断其贫血的程度。一般来讲,贫血越严重,红细胞沉降率增快越明显。

3.出血时间与凝血时间测定

临床上主要是对一些带有进行疼痛治疗,特别是进行硬膜外腔置管及小针刀治疗的患者判断其是否具有出血性疾病。

4.血浆尿酸测定

(1)对夜间突发性的关节剧痛或慢性关节痛伴结节者,应做此项检查以判断是否有痛风的可能。

(2)痛风患者进行血浆尿酸测定对确诊为痛风的患者可判断治疗效果,痛风患者血浆尿酸可显著增高。治疗有效时,尿酸应呈下降趋势。

（3）判断肾脏功能血浆尿酸测定检测可以与其他项目结合作为判断肾脏功能的一个指标。

5.血浆尿素氮测定

疼痛临床常用血浆尿素氮与血浆尿酸结合,判断痛风病情的轻重及预后。痛风患者晚期可引起肾功能不全,血浆尿素氮对诊断慢性肾功能不全有特殊价值。对一些自动免疫性疾病,血浆尿素氮可作为判断是否有内脏损害及病情轻重的一个指标。

6.尿常规检查

（1）腰痛患者:腰痛有脊肋角压痛或叩击痛时,应做尿常规检查,排除肾脏疾病。如肾盂肾炎时可见大量红、白细胞;肾小球肾炎时可有蛋白尿,镜检可见各种管型。

（2）腹痛患者:腹痛怀疑胰腺或肝脏疾病时,如肝脏损害时尿胆红素可呈阳性;有胰腺炎时,尿淀粉酶活性增高。此外,尿铅、砷、汞、氟定量有助于相应毒物中毒的确立。

7.粪便检查

粪便检查用于疑有肠道疾病时,如有消化道出血或肿瘤时潜血试验阳性;有细菌性痢疾时可查见脓细胞;有寄生虫时可查见相应的虫卵等。粪便量增加见于胃肠道炎症和胃肠功能紊乱。

8.脑脊液检查

神经系统疾病分中枢神经和周围神经两大类。临床仅在可疑有中枢神经系统疾病时才做脑脊液检查。

第四节　护　理　措　施

一、镇痛、镇静治疗指征

ICU的重症患者有如下之一的表现,即应进行镇痛、镇静治疗。

（一）疼痛

疼痛是一种复杂的生理心理活动,它包括伤害性刺激作用于机体所引起的痛觉及机体对伤害性刺激的痛反应。痛觉可作为机体受到伤害的一种警告,引起机体一系列防御性保护反应;另一方面,疼痛也可导致应激反应,不利于疾病的恢复。在 ICU,疼痛由原发病、各种监测与治疗手段(显性因素)、长时间卧床制动及气管插管(隐性因素)等因素引起。镇痛是为减轻或消除机体对痛觉刺激的应激及病理生理损伤所采取的药物治疗措施,可减轻重症患者的应激反应。

(二)焦虑

焦虑是最常见的一种情绪状态,多种原因可引起 ICU 患者的焦虑。减轻焦虑的方法:保持患者舒适,提供充分镇痛,完善环境和使用镇静药物等。因此,焦虑患者应在充分镇痛和处理可逆性原因的基础上开始镇静。

(三)躁动

疼痛、失眠、经鼻或经口腔的各种插管、失去支配自身能力的恐惧感及身体其他部位的各种管道限制活动诱发躁动。在充分去除可逆诱因的前提下,躁动的患者应该尽快接受镇静治疗。为改善机械通气患者的舒适度和人机同步性,可以给予镇痛、镇静治疗。为提高诊断和治疗操作的安全性和依从性,可预防性采取镇痛、镇静治疗。

(四)谵妄

谵妄是多种原因引起的广泛认知障碍,尤以意识障碍为主要特征。谵妄是综合性医院中最为常见的一种精神障碍,占内、外科患者的 5%～15%。ICU 患者一旦出现谵妄,应及时处理。

(五)睡眠障碍

睡眠是人体不可或缺的生理过程。睡眠障碍是睡眠量不正常及睡眠中出现异常行为的表现,也是睡眠和觉醒正常节律性交替紊乱的表现。睡眠障碍可由多种因素引起,常与躯体疾病有关。睡眠障碍包括睡眠失调和异态睡眠。睡眠障碍可能会延缓组织修复、减低细胞免疫功能,使患者焦虑、抑郁或恐惧,甚至躁动,延缓疾病的恢复。应该采取适当措施提高 ICU 患者睡眠质量,包括改善环境、非药物疗法、舒缓紧张情绪等。采用非药物措施后仍然存在睡眠障碍者,可应用药物诱导睡眠。

二、常用的镇痛、镇静药物

(一)镇痛药物

1.阿片类镇痛药

阿片类药物具有起效快、易调控、用量少、代谢产物蓄积较少及费用低廉的优点。阿片类药物的不良反应主要是呼吸抑制、血压下降和胃肠蠕动减弱,在老年人尤其明显;还可使某些患者产生幻觉和加重烦躁。

(1)吗啡:一般说来,治疗剂量的吗啡对血容量正常者的心血管系统无明显影响,但对低血容量患者则易引起低血压;在肝、肾功能不全时其活性代谢产物可造成延时镇静及不良反应加重。

(2)哌替啶:哌替啶镇痛效价为吗啡的 1/10,大剂量使用时,可导致神经兴奋症状,如欣快、谵妄、震颤、抽搐等,尤以肾功能障碍者发生率高。哌替啶禁忌与单胺氧化酶抑制药合用,两药联合使用,可出现严重不良反应。

(3)芬太尼:芬太尼具有强效镇痛效应,其镇痛效价是吗啡的 100～180 倍,对循环的抑制较吗啡轻。静脉注射后起效快,作用时间短,但重复用药后可导致明显的蓄积和延时效应。快速静脉注射芬太尼可引起胸壁、腹壁肌肉僵硬而影响通气。

(4)瑞芬太尼:瑞芬太尼是新的短效 μ 受体激动剂,在 ICU 可用于短时间镇痛的患者,多采用持续输注。

(5)舒芬太尼:舒芬太尼的镇痛作用为芬太尼的 5～10 倍,作用持续时间为芬太尼的 2 倍。

2.非阿片类中枢性镇痛药

非阿片类中枢性镇痛药有曲马朵等。曲马朵也可与阿片受体结合,但亲和力很弱。临床上此药的镇痛强度约为吗啡的 1/10。治疗剂量不抑制呼吸,大剂量则可使呼吸频率减慢,但程度较吗啡轻,可用于老年人。主要用于治疗术后轻度和中度的急性疼痛。

3.非甾体抗炎镇痛药

非甾体抗炎镇痛药代表药物有对乙酰氨基酚等。对乙酰氨基酚可用于治疗轻度至中度疼痛,它和阿片类联合使用时有协同作用,可减少阿片类药物的用量,临床上用于缓解长期卧床患者的轻度疼痛和不适。由于该药对肝功能衰竭或营养不良的患者易产生肝毒性,使用时应提高警惕。非甾体抗炎镇痛药主要不良反应有胃肠道出血、血小板抑制后继发出血和肾功能不全等。

4.局部麻醉药

局部麻醉药主要用于术后硬膜外镇痛,其优点是药物剂量小、镇痛时间长及镇痛效果好。其不良反应有恶心、呕吐、皮肤瘙痒、血压下降等。目前常用药物有丁哌卡因和罗哌卡因。

(1)丁哌卡因:丁哌卡因的镇痛时间比利多卡因长 2～3 倍,比丁卡因长 25%。

(2)罗哌卡因:罗哌卡因的心脏和神经系统的安全性较丁哌卡因高,小剂量使用时,有选择性地作用于痛觉神经纤维,对痛觉神经纤维的阻断优于运动神经纤维。局部麻醉药加阿片类药物用于硬膜外镇痛,可降低局部麻醉药的浓度及剂量,增强镇痛效果,同时延长镇痛时间。因此,临床上常用局部麻醉药联合阿片类药物经硬膜外输入作为 ICU 术后患者的镇痛方法。

(二)镇静药物

镇静药物的应用可减轻应激反应,辅助治疗患者的紧张、焦虑及躁动情绪,提高患者对机械通气及各种 ICU 日常诊疗操作的耐受能力,使其获得良好的睡眠。ICU 最常用的镇静药物有苯二氮䓬类和丙泊酚。

1.苯二氮䓬类药物

苯二氮䓬类药物本身无镇痛作用,但与阿片类镇痛药有协同作用,联合用药可明显减少阿片类药物的用量。苯二氮䓬类药物的作用存在较大的个体差异,老年患者和肝、肾功能受损者药物清除减慢,肝酶抑制药亦影响药物的代谢,故用药时须按个体化原则进行调整。负荷剂量的苯二氮䓬类药物可引起血压下降,尤其是血流动力学不稳定的患者;反复或长时间使用苯二氮䓬类药物可致药物蓄积或诱导耐药的产生,也可能引起精神反常。用药过程中应经常评估患者的镇静水平以防镇静延长。临床常用的苯二氮䓬类药物有咪达唑仑、劳拉西泮和地西泮。

(1)咪达唑仑:是苯二氮䓬类镇静药中相对水溶性最强的药物,其作用强度是地西泮的 2～3 倍,血浆清除率高于地西泮和劳拉西泮,故其起效快,持续时间短,清醒相对较快,适用于治疗急性躁动患者。由于注射过快或剂量过大可引起呼吸抑制、血压下降,其中以低血容量患者尤著,因此应持续缓慢静脉输注以有效减少其不良反应。

(2)劳拉西泮:是 ICU 患者长期镇静治疗的首选药物。其起效较慢,半衰期长,不适于治疗急性躁动。劳拉西泮的优点是对血压、心率和外周阻力无明显影响,对呼吸无抑制作用。缺点是易于在体内蓄积,苏醒慢;长期大剂量输注其溶剂丙二醇可导致急性肾小管坏死、代谢性酸中毒及高渗透压状态。

(3)地西泮:具有抗焦虑和抗惊厥作用,其作用取决于剂量及给药途径。大剂量给药可引起一定的呼吸抑制和血压下降;静脉注射可引起注射部位疼痛;单次给药起效快,苏醒快,可用于急性躁动患者的治疗。其代谢产物去甲西泮和去甲羟西泮均有类似地西泮的药理活性,且半衰期长。因此,反复用药可致蓄积而使镇静作用延长。

2.丙泊酚

丙泊酚是一种广泛使用的静脉镇静药物,可产生遗忘作用和抗惊厥作用。其特点是起效快、作用时间短、撤药后迅速苏醒,且镇静深度呈剂量依赖性、容易控制。单次注射丙泊酚可出现暂时性呼吸抑制、血压下降、心动过缓,对血压的影响与剂量相关,尤见于心脏储备功能差、低血容量的患者。使用丙泊酚时可出现外周静脉注射痛,因此临床多采用持续缓慢静脉输注方式。另外,部分患者长期使用后可能出现诱导耐药。丙泊酚的溶剂为乳化脂肪,每毫升提供热量 4.602 4 kJ,长期或大量应用可导致高三酰甘油血症。2%丙泊酚可降低高三酰甘油血症的发生率,因此更适宜于 ICU 患者应用。因乳化脂肪易被污染,故配制和输注时应注意无菌操作,单次药物输注时间不宜超过 12 小时。老年人使用丙泊酚时应减少用量。

丙泊酚具有减少脑血流、降低颅内压、降低脑氧代谢率的作用,用于颅脑损伤患者镇静时可减轻颅内压的升高。丙泊酚半衰期短、停药后苏醒快,利于进行神经系统评估。此外,丙泊酚还有直接扩张支气管平滑肌的作用。

三、镇痛、镇静药物的给药途径

(一)镇痛药物的给药途径

1.口服

常用口服镇痛药有阿司匹林、对乙酰氨基酚等。经济、方便,对轻微疼痛有效。

2.外用

芬太尼是低分子、高效能、高脂溶性阿片类药物,可经皮肤吸收。适用于小儿或没有其他合适给药途径的患者。

3.皮下注射

阿片类镇痛药物多采用此方法,较肌内注射疼痛轻,小剂量吸收好,多用于临终状态下静脉注射困难的患者。

4.肌内注射

肌内注射为传统的术后镇痛方法。但是肌内注射对于控制持续性疼痛效果差,且肌肉吸收不稳定,调试剂量较难,镇痛效果不一。

5.连续静脉注射

静脉注射阿片类镇痛药是 ICU 常用的方法。但需根据镇痛效果的评估不断调整用药剂量,以达到满意镇痛的目的。

6.患者自控输入

患者自控输入(patient-controlledanalgesia,PCA)即在患者感到疼痛时,可

自行按压 PCA 装置的给药键,按设定的剂量注入镇痛药,从而达到止痛效果。它弥补了传统镇痛方法存在的镇痛不足和忽视患者个体差异,以及难以维持稳定的血药浓度等问题。

(1)PCA 泵设定:药物浓度、每次指定剂量、指定剂量之间间隔时间,以给予持续滴注药量,同时避免用药过量。

(2)给药途径:静脉滴注,皮下注射,硬膜外滴注。这类 PCA 只能给清醒患者使用,滴注泵应上锁,以避免危险,医护人员应持续评估患者的镇痛情况,调节各种参数设定,以达到镇痛和安全最高水平。常用药物有哌替啶、吗啡、芬太尼。

7.硬膜外腔注射

硬膜外腔注射是指阿片类镇痛药通过硬膜进入脑脊液。此种方法只需少量药物便能达到镇痛目的,多用于 ICU 患者镇痛。施行人员需经特别培训,注射时要注意无菌技术,采用有细菌过滤器的导管,还要避免使用乙醇拭抹导管口。有研究显示阿片类镇痛药配合局部麻醉药滴注,效果比单一使用更好。

(1)常用药物及用法。①吗啡 3~5 mg 加 0.9％氯化钠注射液 10 mL 稀释后静脉注射,可镇痛 8~12 小时。②芬太尼 1~2 μg/kg 加 0.9％氯化钠注射液 10 mL,滴注泵滴入,0.5~1.2 μg/(kg·h),可维持 2~6 小时。③哌替啶 20~100 mg 加 0.9％氯化钠注射液 10 mL 注射,可维持 6~8 小时。④0.25％局部麻醉药丁哌卡因 5 mL、吗啡 1 mg 加 0.9％氯化钠注射液 10 mL,可维持镇痛4~7 小时。

(2)不良反应。①呼吸抑制:早发性,多发生在给药后 30~90 分钟,因血液中药物浓度升高引起;迟发性,于给药后 6~8 小时发生,因药物随脑脊液弥散到延髓呼吸中枢引起。②尿潴留:因膀胱逼尿肌松弛所致。③瘙痒:因组胺释放引起。④恶心、呕吐。

8.周围神经阻滞

(1)肋间神经阻滞:用于上腹、胸部大切口手术及胸壁外伤患者,在脊柱中线旁 8~10 cm 进行,可减少咳嗽时疼痛,其不良反应为气胸。

(2)头、颈部、躯干、四肢神经阻滞:可阻滞相应的神经干或其分支。阻滞三叉神经可减轻三叉神经痛,阻滞肩胛上神经可减轻肩周炎的疼痛。

(3)胸膜内镇痛:将局部麻醉剂注入胸膜腔,局部麻醉剂透过胸膜与肋间筋膜渗透到肋间神经达到镇痛目的,镇痛范围与局部麻醉剂分布情况有直接关系,胸膜内镇痛初次给药量为 0.5％丁哌卡因 15~20 mL,然后以 5~10 mL/h 的速度滴注。

9.吸入

吸入有一定的危险性,因此在使用该种镇痛途径时需要使用特别仪器,以免污染环境,致使其他患者和医护人员吸入镇痛用的气体。吸入镇痛较适用于需行清洗伤口、物理治疗等一些短暂程序的患者。

(二)镇静药物的给药途径

持续静脉输注是镇静药物的主要给药方式,该法首先应给予负荷剂量以尽快达到镇静目的;间断静脉注射一般用于负荷剂量的给予,以及短时间镇静且无需频繁用药的患者;经肠道(口服、胃管、空肠造瘘管等)、肌内注射则多用于辅助改善患者的睡眠。

四、使用镇痛、镇静药物时的护理

(一)使用镇痛药物时的护理

1.掌握使用方法,防止药物依赖性

(1)先弱后强:尽量采用非药物的方法缓解疼痛,如必须使用药物镇痛时应从药性缓和的药物开始,必要时逐渐增强。疼痛早期,先给抗炎性镇痛药,如阿司匹林等,如效果不明显时,再考虑给较强的麻醉性镇痛药,如吗啡等。不明原因的剧痛,不应先给麻醉镇痛药。

(2)根据疼痛规律给药:急性疼痛在没有明确诊断前不能随意使用镇痛药物,以免掩盖症状,延误病情;慢性疼痛最好在疼痛发作前给药,这比疼痛发作后给药效果好、投药量小;疼痛缓解或停止时应及时停药,防止不良反应及耐药性。

(3)术后镇痛:根据患者的年龄、体重、精神状态、手术部位和大小等,选择传统或现代的术后镇痛方法,以最小的剂量达到有效镇痛的效果。

2.加强监护,预防不良反应

(1)每次给药前,应测量呼吸次数,如呼吸<12次/分,应考虑停药,给予辅助呼吸,并通知医师。

(2)给药前,还应观察有无用药间隔缩短、剂量增加的现象。注意观察患者对药物的耐药和依赖症状及体征。

(3)评估用药效果,包括疼痛是否得到有效控制和缓解,是否出现不良反应或毒性反应。若用药后疼痛得不到控制或出现不良反应,应与医师讨论调整药物剂量或更换药物。

(4)观察患者用药后是否产生头晕、恶心、呕吐、出汗、发热、视听觉改变、精神错乱等不良反应,出现类似反应时保持患者安静,减少感官刺激,以消除不适症状。

(5)观察患者出入量及膀胱膨胀情况,避免尿潴留;尤其是老年患者,必要时可留置尿管。

(6)观察中毒反应。麻醉镇痛药中毒的重要体征是生命体征微弱、恶心、呕吐、瞳孔缩小及精神错乱等。凡给予麻醉镇痛药物的患者,应注意观察药物的中毒倾向,并随时备有药物中毒拮抗剂、呼吸辅助装置、心肺复苏机等。

(二)使用镇静药物时的护理

1.尽量使用非药物方法镇静

找出影响患者睡眠的客观和外界因素,首先尽量采取非药物的方法消除。基本原则是减少对大脑和骨骼肌的刺激。消除环境和外界的干扰,促进肌肉放松,减少焦虑。合理安排检查和治疗的时间,以免打扰睡眠。睡前给患者做背部按摩,有助于诱导睡眠。

2.严格控制药物剂量

镇静催眠药只有在影响睡眠的因素不能控制时才考虑服用,不能用药物来代替必要的物理治疗和护理。药物的剂量应严格控制在既能有效催眠又不产生毒性的最低水平。

3.选择合适的给药方法

进行静脉注射时,要避免药物溢出血管,造成对皮下组织的损伤。此类药物多为强碱性,要选较大的肌肉做深部注射。注意抽吸回血,避免药液注入血管,引起血管痉挛或血栓。要定期更换注射部位,第1次局部注射液量不得超过5 mL。

4.预防不良反应

注入药物要缓慢,以免造成喉头痉挛、血压过低或呼吸抑制等不良反应。给药前,要准备辅助呼吸和心肺复苏装置以应急需。长期连续用药的患者,要注意观察有无药物过量的症状和体征,如头痛、发热、紫斑、黄疸等,防止耐药和成瘾的可能。酗酒的患者要观察有无震颤、谵妄及戒断症状等。药物可损害运动和平衡功能,引起头晕、步态不稳,对重症患者应准备床旁扶手、床栏或用绑带束缚,防止坠床或跌倒。确诊药物过量的患者要注意监测呼吸音、体温的变化,定时翻身,保持皮肤的干燥和清洁,防止压疮。

5.密切观察睡眠状态

监测患者的睡眠状态,以评价药物促进睡眠的效果。睡眠过程中要监视患者的呼吸状况,尽管一般的治疗剂量不会引起严重的呼吸问题,但某些对镇静剂过于敏感、肥胖或有呼吸道疾病的患者,要保证呼吸的次数不小于12次/分。给药数天后应对患者用药后的镇静催眠效果及用药反应进行再估计,如有醒后不适或药物余量效应时,应建议医师调整药量或更换其他药物。

6.注意药物间的拮抗作用

如果疼痛是影响睡眠的主要原因,尽量避免同时给予镇静催眠药和镇痛药。有时借助镇静药的抗焦虑作用可达到镇痛的效果,但多数催眠药无镇痛作用,还有可能引起对疼痛的高敏感性。为了促进安眠药的效果,应注意配合镇痛剂与安眠药的给药时间,保证在睡前有镇痛药可用。

7.避免长期使用安眠药

如果由于慢性的原因非用不可时,应注意观察患者个性及睡眠型态的变化。若出现安眠、镇静效果不佳或酣睡等情况,应建议医师考虑停药。安眠药服用一段时间后,若停药应逐渐减量。突然停药会引起严重的不适和戒断症状。在停药过程中,如患者出现难以入眠、烦躁或抑郁等情况或有上述症状加重的现象时,应提醒医师适当增加药物剂量,减缓停药的速度。

第八章

常见重症护理

第一节　急性心肌梗死

急性心肌梗死(acute myocardial infarction,AMI)是持久而严重的心肌急性缺血所引起的部分心肌坏死,临床上产生胸痛和对坏死组织的一些全身反应,以及急性心肌损伤与坏死的心电图进行性演变和血清酶水平升高,常并发急性循环衰竭及严重的心律失常。

一、病因

(1)冠状动脉粥样硬化是急性心肌梗死的病理基础,其发病机制尚不清楚。与冠状动脉粥样硬化相关的危险因素都是急性心肌梗死常见的病因,如血脂异常、高血压、糖代谢异常、高尿酸血症、高同型半胱氨酸血症。

(2)吸烟、肥胖、年龄与性别因素、遗传因素、体力活动减少、职业因素等都是冠状动脉粥样硬化的危险因素。

(3)任何诱发冠状动脉粥样硬化斑块破裂的原因都可以成为急性心肌梗死的诱因,常见的有劳累过度、饮食不规律、长期饮酒和吸烟、便秘、情绪激动、剧烈运动与寒冷刺激等,这些诱因均可引起心率增快、血压升高、心肌耗氧量增加、冠状动脉痉挛,从而诱发斑块破裂,导致急性心肌梗死的发生。亦存在一些较少见的诱因,如失血、低血压、各种原因引起的发热、低氧血症、低血糖、吸毒等。

二、临床表现

(一)先兆症状

半数以上的患者发病数天或数周前有胸闷、心悸、乏力、恶心、大汗、烦躁、血压波动、心律失常、心绞痛等前驱症状。以新发生的心绞痛,或原有心绞痛发作频繁且程度加重、持续时间长、硝酸甘油效果不好为常见。

(二)常见症状

胸痛、胸闷、心悸为常见症状。疼痛剧烈者呈急性重病容、烦躁不安、面色苍白或伴出冷汗;严重者可并发休克,出现大汗淋漓、四肢厥冷,甚至出现神经精神症状。心肌梗死患者在急性期的表现根据梗死部位的不同而不同,下壁心肌梗死多表现为心动过缓、低血压综合征,出现房室传导阻滞和心律失常。前壁AMI患者则多为交感神经亢进的表现,也可称为心动过速、高血压综合征;但如果心输出量明显下降,也可出现血压降低的现象。

(三)体征

梗死范围不大者,心脏不扩大;多次梗死并有高血压或心力衰竭者,心脏向左扩大。大的透壁性前壁心肌梗死常在心尖搏动最明显的上内侧触到早期、中期或晚期收缩期搏动,此动力异常区域如持续到梗死发病后 8 周,表明可能存在心尖部室壁瘤。心尖部第一心音减低。伴有高血压者常有主动脉区第二心音亢进。房性或收缩期奔马律是由于急性心肌缺血或梗死,使左室顺应性降低所致。第三心音奔马律又称心室奔马律,较收缩期奔马律为少见,它常是心力衰竭的指征,提示肺动脉舒张压或左室舒张末压升高。广泛的透壁心肌梗死患者多于梗死后一周内出现心包摩擦音,是由于梗死处纤维蛋白性心包炎所致,常不伴有明显的心包积液。如心包摩擦音在梗死后 10 天出现,应考虑为梗死后综合征的可能性。病程中在心尖部出现的新的收缩期杂音,多为乳头肌功能不全所致的二尖瓣关闭不全所致,是由于乳头肌缺血或坏死引起,杂音响度多变,时强时弱或消失。

三、治疗

(一)一般治疗

1.休息与饮食

绝对卧床休息 1 周,大小便在床上进行。第二周在床上做四肢活动、翻身等,第三周下床做轻度活动,如吃饭、大小便、室内缓步走动等,保持环境安静,如果睡眠不佳或情绪不好,可给予地西泮 2.5～5.0 mg,口服,1～3 次/天。给予流质、半流质饮食,少食多餐。饮食以清淡、易消化、低脂肪、富含维生素等食物为宜。保持大便通畅,切忌大便用力。必要时口服酚酞 0.2 g 或开塞露肛门注入。

2.吸氧

吸氧能够提高血氧含量,增加氧供,改善心肌缺血。一般用鼻导管法,氧流量为 3～5 L/min,如有心力衰竭、休克、酸中毒等情况,血氧饱和度不易上升时,可予面罩吸氧。

3.止痛、镇静

疼痛和烦躁增加心肌耗氧量,扩大心肌梗死面积,诱发心律失常和休克。疼痛剧烈者可给予吗啡 5～10 mg 或哌替啶 50～100 mg 肌内注射,以后每 4～6 小时可重复应用。上述药物有降低血压、抑制呼吸及致恶心、呕吐等不良反应。对于高龄、慢性肺疾病、房室传导阻滞、心动过缓等患者应慎用吗啡。疼痛较轻者给予可待因或罂粟碱 0.03～0.06 g 肌内注射。

4.抗血小板聚集

阿司匹林 0.10～0.25 g,口服,1 次/天,噻氯匹定 0.25 g,口服,1～2 次/天。

5.极化液

10%氯化钾溶液 10 mL＋25%硫酸镁溶液 20 mL＋胰岛素 8～12 U 加入到 10%葡萄糖注射液 500 mL 中静脉滴注,以改善心肌细胞代谢及维持心电活动稳定性。

6.硝酸酯类药物

硝酸甘油 10 mg 加入 5%葡萄糖注射液 500 mL 中静脉滴注,或硝酸异山梨酯 50 mg 加入葡萄糖注射液 250～500 mL 中静脉滴注,能扩张冠状动脉及外周动脉。根据血压来调整滴数,必要时适当加用升压药物。

7.钙通道阻滞剂

钙通道阻滞剂主要有硝苯地平 10～20 mg/d,口服 20 分钟起效,半衰期 3～4 小时。

8.β 受体阻滞剂

如果患者心率较快,血压不低而且无心力衰竭,可给予 β 受体阻滞剂。明显心力衰竭、房室传导阻滞及下壁心肌梗死患者忌用。

9.血管紧张素转换酶抑制剂

血管紧张素转换酶抑制剂可减小外周阻力,减轻心脏负担,缩小梗死面积。如培哚普利 4 mg,口服,1 次/天。若血压较低时可减半使用。

10.抗凝药

肝素 50 mg 加入 5%葡萄糖注射液中静脉滴注,注意复查活化部分凝血活酶时间,使其达到正常对照的 2.0～2.5 倍为宜。

(二)恢复冠状动脉再灌注治疗

1.溶栓疗法

溶栓治疗分为冠脉内溶栓和静脉溶栓 2 种,常用的溶栓剂有链激酶、尿激酶、组织型纤溶酶原激活物等。冠脉内溶栓所用的溶栓剂剂量小、效果较好并且能通过冠脉造影观察冠脉的再通情况,必要时可进行经皮冠状动脉腔内血管成形术治疗。

2.经皮冠状动脉腔内血管成形术

(1)直接经皮冠状动脉腔内血管成形术:即不用溶栓药物直接进行经皮冠状动脉腔内血管成形术。

(2)溶栓基础上进行经皮冠状动脉腔内血管成形术:①即刻经皮冠状动脉腔内血管成形术,指溶栓成功立即行经皮冠状动脉腔内血管成形术,由于已恢复血流灌注,故一般不主张再做经皮冠状动脉腔内血管成形术;②补救性经皮冠状动脉腔内血管成形术,即对溶栓失败的病例行经皮冠状动脉腔内血管成形术;③延迟性经皮冠状动脉腔内血管成形术,指心肌梗死发生后 7～10 天行经皮冠状动脉腔内血管成形术;④择期经皮冠状动脉腔内血管成形术,指心肌梗死发生后 4～5 周,有心绞痛或无症状性心肌缺血证据,可行冠脉造影和经皮冠状动脉腔内血管成形术。

3.冠状动脉旁路移植术

冠状动脉旁路移植术的适应证:①经皮冠状动脉腔内血管成形术治疗失败,有持久的胸痛和/或血流动力学不稳定;②冠状动脉左主干或 3 支血管病变者心肌梗死发生后仍有心绞痛发作或左前降支近端病变,有两支血管受累,或双支血管病变并左室功能差不宜行经皮冠状动脉腔内血管成形术者;③合并急性室间隔缺损或急性二尖瓣关闭不全行手术修补的同时行冠脉搭桥术;④其他不适合行经皮冠状动脉腔内血管成形术者。

(三)AMI 并发心律失常的治疗

1.窦性心动过速

窦性心动过速主要针对诱发因素给予止痛、镇静、补充血容量及控制心力衰竭等处理。必要时可给予小剂量 β 受体阻滞剂及钙通道阻滞剂。

2.房性期前收缩及交界区期前收缩

心肌梗死早期发生率较高,偶发可不予处理,频发且无低血压、心动过缓、房室传导阻滞及心力衰竭时,用普罗帕酮 100～150 mg,3～4 次/天;或维拉帕米

40 mg,3 次/天。

3.心房颤动和扑动

心肌梗死时发生心房颤动多为阵发性,心室率正常者不需处理,对于快速心房颤动,可选用药物及电除颤。药物治疗:①胺碘酮首剂 75～150 mg 溶于 20 mL 生理盐水中,5～10 分钟内静脉注入,以后 0.5～0.7 mg/min 持续静脉滴注;②艾司洛尔 10～20 mg 静脉滴注;③普罗帕酮 75～150 mg(分 2～3 次)稀释后缓慢静脉注射;④维拉帕米 5～10 mg 稀释后缓慢静脉注射。药物治疗不理想,可行同步直流电复律。心肌梗死发生心房扑动治疗原则同上,药物治疗时剂量较心房颤动大,疗效亦差,而同步直流电复律所需电能量小,且疗效较好。

4.室上性心动过速

心率过快必须及时处理。药物治疗有维拉帕米、胺碘酮、普罗帕酮、艾司洛尔、索他洛尔等。前 4 种药物的用法和用量同心房颤动。索他洛尔用量为 1.5 mg/kg,稀释后缓慢静脉注射。如果心室率>200 次/分,且血压降低,意识不清时,可行同步直流电复律。

5.室性期前收缩在 AMI 早期

一旦出现室性期前收缩,应该立即处理。首选利多卡因静脉注射 1 mg/kg(总量<100 mg),隔 10 分钟静脉推注 1 次,总量<4 mg/kg,继以 20～50 μg/(kg·min)静脉滴注维持。对有心力衰竭、休克患者应减量。胺碘酮首剂 75～150 mg 溶于 20 mL 生理盐水中,5～10 分钟内静脉注入,以后 0.50～0.75 mg/min 持续静脉滴注。

6.室性心动过速

短阵室性心动过速,心率<200 次/分,首选利多卡因,无效时选择胺碘酮静脉注射,亦可选用维拉帕米或硫酸镁;如果室速频率>200 次/分,随时有发生心室纤颤的危险,首选同步直流电复律;心肌梗死恢复期发作阵发性室速者,Ⅰ类抗心律失常药物常无益处,可试用胺碘酮或 β 受体阻滞剂;恢复期出现反复发作、持续时间长的顽固性阵发性室性心动过速,应做电生理检查等查明原因。

7.尖端扭转型室性心动过速

对伴有 Q-T 间期延长者,用异丙肾上腺素静脉滴注,使心率维持在 100～120 次/分;低钾和低镁者,补充氯化钾和硫酸镁;对于不伴有房室传导阻滞者,可给予利多卡因;对伴有高度房室传导阻滞者,应安装临时起搏器,通过加速心率而防止发作,禁用Ⅰa、Ⅰc 及Ⅲ类抗心律失常药。

8.缓慢心律失常

缓慢心律失常包括窦性心动过缓、窦房传导阻滞、交界性心律、房室传导阻滞等。如果心率<50 次/分,有明显血流动力学异常者,可给予阿托品 1 mg 加入 5％葡萄糖液 500 mL 中静脉滴注,也可以给予异丙肾上腺素 0.5～1.0 mg 加入液体中静脉滴注。如果病情发展,可安装临时起搏器,一般观察数天后多可自行恢复。少数患者需安装永久起搏器。

(四)AMI 并发心力衰竭

(1)半卧位或坐位。

(2)吸氧 3～5 L/min。

(3)镇静:常用吗啡或哌替啶,除镇静、镇痛作用外,还能扩张外周血管,减少回心血量。一般用吗啡 2～5 mg 静脉注射或 5～10 mg 皮下或肌内注射,或哌替啶 50～100 mg 肌内注射。

(4)血管扩张剂:硝普钠 50～100 mg 加入 5％葡萄糖液 250～500 mL 中静脉滴注,根据血压调整滴数,必要时在液体中加入升压药。也可选用硝酸甘油、酚妥拉明等。

(5)利尿剂:呋塞米 20～40 mg 稀释于 20 mL 葡萄糖液中静脉推注。

(6)强心药:在急性心肌梗死 24 小时内禁用洋地黄类药物,24 小时后其他治疗措施无效时可酌情使用,一般为常用量的 1/2～2/3,一般先选用非洋地黄类正性肌力药。

(五)AMI 并发心源性休克

(1)镇静。

(2)吸氧。

(3)纠正心律失常。

(4)纠正酸碱平衡失调。如有代谢性酸中毒,可给予 5％碳酸氢钠溶液静脉滴注,根据 pH 调整用量。

(5)补充血容量。如果肺毛细血管楔压<1.6 kPa(12 mmHg),可以扩容;如果肺毛细血管楔压为 1.6～2.4 kPa(12～18 mmHg),在继续扩容的同时观察心脏排血指数的变化及外周灌注情况;如果肺毛细血管楔压>2.4 kPa (18 mmHg),不宜扩容。一般说来,如果肺毛细血管楔压在 1.6～2.4 kPa(12～18 mmHg),而心脏排血指数不升高,应该考虑给予血管扩张剂及正性肌力药。

(6)正性肌力药的应用原则同心力衰竭的应用原则。

(7)血管扩张剂。应用原则同心力衰竭的处理。由于心源性休克血压低,应用时多与升压药及正性肌力药合用。

(8)机械辅助循环。主动脉内气囊反搏术,它既可改善心脏功能,又可降低心肌耗氧量。

(9)血运重建。急诊经皮冠状动脉腔内成形术、溶栓治疗及急诊冠状动脉旁路移植术。

四、护理措施

(一)休息

绝对卧床,保持环境安静,减少探视,防止不良刺激。卧床休息一周,适当应用镇静剂和通便药物,护理人员帮助患者进食、洗漱及大小便。下肢做被动运动,防止静脉血栓形成。对无严重并发症者可在他人照顾下遵循第二周在床上、第三周在床旁和室内、第四周在病房外少量活动的活动时间表进行康复运动,活动量应循序渐进。

(二)吸氧

在 AMI 早期,即便是不伴有左心衰竭或肺疾病,也常有不同程度的动脉低氧血症。有些患者虽未测出动脉低氧血症,由于增加肺间质液体,肺顺应性一过性降低,而有气短症状。通常在发病早期用鼻塞吸氧 24～48 小时,以利于氧气送到心肌,可能减轻气短、疼痛或焦虑症状。并发有左心衰竭、休克或肺疾病的患者,则根据氧分压处理。

(三)缓解疼痛

AMI 时剧烈疼痛可使交感神经过度兴奋引起心率加快、血压增高和心输出量增加,从而增加心肌耗氧量。但发病早期由于可逆性心肌缺血疼痛和心肌梗死所致的疼痛常混淆不易鉴别,所以常先含服硝酸甘油,紧随着静脉点滴硝酸甘油,如疼痛不能迅速缓解,应立即肌内或静脉注射强效镇痛剂,其中吗啡和哌替啶最为常用。注意吗啡与哌替啶的不良反应。急性下壁梗死增加迷走张力,选用哌替啶更为合适。为防止迷走神经活动过度增强,可给予阿托品合用。

(四)病情观察

监测心率、心律、血压、血流动力学的变化,发现心律失常特别是室性心律失常和严重的房室传导阻滞、休克的发生,及时报告医师处理。观察尿量、意识改变,如尿量＞30 mL/h,神志转清,提示休克好转。

(五)饮食护理

发病第一天有恶心、呕吐症状者,可肌内注射甲氧氯普胺。暂不进食、静脉输液,注意水电解质平衡。饮食以易消化、低胆固醇、低动物脂肪膳食为宜,少食多餐。伴有糖尿病者应控制碳水化合物摄入量,有心力衰竭者应适当限制食盐。防止便秘,食用富含纤维的食物,注意饮水,遵医嘱长期服用缓泻剂,保持大便通畅。必要时应用润肠剂、开塞露等。

(六)经皮冠状动脉腔内血管成形术术后护理

防止出血与血栓形成,停用肝素 4 小时后,复查全血凝固时间,凝血时间在正常范围之内,拔除动脉鞘管,压迫止血,加压包扎,患者继续卧床 24 小时,术肢制动。

(七)用药护理

(1)应用硝酸甘油时,应注意用法、剂量是否正确,胸痛症状是否改善。使用静脉制剂时,遵医嘱严格控制输液速度,观察用药后反应,同时告知患者由于药物扩张血管会导致面部潮红、头部胀痛、心悸等不适,解除患者顾虑。

(2)应用他汀类药物时,定期监测血清氨基转移酶及肌酸激酶等生化指标。

(3)应用阿司匹林时,观察患者是否出现皮疹、皮肤黏膜出血等不良反应,如发生及时通知医师。

(4)应用β受体阻滞剂时,监测患者心率、心律、血压变化。嘱患者在改变体位时动作应缓慢。

(5)应用低分子肝素等抗凝药物时,注意观察口腔、黏膜、皮肤、消化道等部位出血情况。

(6)应用吗啡时,应观察有无呼吸抑制,以及使用后疼痛程度改善的情况。

(八)心理护理

急性心肌梗死患者胸痛程度异常剧烈,有时可有濒死感。常表现为紧张不安、焦虑、惊恐,或对紧急介入治疗产生恐惧心理,应耐心倾听患者主诉,向患者解释各种仪器、监测设备的使用及治疗方法,需要患者配合的注意事项等,减轻患者的心理压力,随时同家属沟通患者病情变化。

(九)健康教育

(1)建立良好的调整生活方式,低脂、低胆固醇饮食,肥胖者限制热量摄入,控制体重,戒烟酒,克服急躁、焦虑情绪,保持乐观、平和的心情,避免饱餐,防止便秘,坚持服药,定期复查等,有规律的参加体力劳动和运动锻炼。

(2)患者生活方式的改变需要家人的积极配合与支持,家属应给患者创造一个良好的身心休养环境。

(3)定期进行心电图、血糖、血脂检查,积极治疗高血压病、糖尿病、高脂血症。

(4)长期坚持服用抗血小板药物和降血脂药物等。

第二节 心 力 衰 竭

心力衰竭是由于各种心脏疾病导致心功能不全的临床综合征,通常伴有肺循环和/或体循环的充血,故又称为充血性心力衰竭。按其发展速度分为急性心力衰竭和慢性心力衰竭,临床以慢性心力衰竭多见且是多数心血管疾病的终末阶段。所以本节重点讲述慢性心力衰竭。

一、病因

(一)心脏疾病

1.原发性心肌损害

心肌梗死、病毒性心肌炎。

2.心脏负荷过重

前负荷过重(心脏瓣膜反流性疾病等),后负荷过重(高血压等)。

(二)诱因

1.感染

感染是最主要的诱因,最常见的呼吸道感染,其次是风湿热,在幼儿中风湿热则占首位。女性患者泌尿系统感染的诱发亦常见,感染性心内膜炎、全身感染均是诱发因素。

2.心律失常

特别是快速心律失常如心房颤动等。

3.生理、心理压力过大

如劳累过度、情绪激动、精神紧张。

4.血容量增加

液体摄入过多过快,高钠饮食。

5.其他

大量失血、贫血;各种原因引起的水电解质及酸碱平衡紊乱;妊娠与分娩;某些药物应用不当等。

二、临床表现

(一)左心衰竭

左心衰竭表现为肺淤血和心输出量降低。

1.症状

(1)呼吸困难:劳力性呼吸困难(早期症状)、夜间阵发性呼吸困难(典型表现)、端坐呼吸(反映心力衰竭程度)。

(2)咳嗽、咳痰和咯血:常于夜间发生,坐位或半卧位减轻。

(3)心输出量降低:疲倦、头晕、乏力、心悸、尿少。

2.体征

(1)肺部湿啰音:多在两肺底,随体位改变。

(2)心率快。

(3)舒张期奔马律(心尖部)。

(4)发绀。

(二)右心衰竭

1.症状

消化道症状,如食欲缺乏、恶心、呕吐、水肿、腹胀、肝区胀痛等为右心衰竭的最常见症状。劳力性呼吸困难也是右心衰竭常见症状。

2.体征

(1)水肿:早期在身体的下垂部位和组织疏松部位,出现凹陷性水肿,为对称性。重者可出现全身水肿,并伴有胸腔积液、腹水和阴囊水肿。胸腔积液是因体静脉压力增高所致,胸腔静脉有一部分回流到肺静脉,所以胸腔积液更多见于全心衰竭时,以双侧为多见。

(2)肝-颈静脉回流征:颈静脉怒张是右心衰竭的主要体征,其程度与静脉压升高的程度正相关;压迫患者的腹部或肝脏,回心血量增加而使颈静脉怒张更明显。

(3)肝大和压痛:可出现肝大和压痛;持续慢性右心衰竭可发展为心源性肝硬化,晚期肝脏压痛不明显,但伴有黄疸、肝功能损害和腹水。

(4)发绀:发绀是由于供血不足、组织摄取血氧相对增加、静脉血氧降低所致。表现为面部毛细血管扩张、发绀、色素沉着。

(三)全心衰竭

右心衰竭继发于左心衰竭而形成全心衰竭,但当右心衰竭后,肺淤血的临床表现减轻。扩张型心肌病等表现左右心同时衰竭者,肺淤血症状都不严重,左心衰竭的表现主要是心输出量减少的相关症状和体征。

三、治疗

(一)病因治疗

1.基本病因治疗

对有损心肌的疾病应早期进行有效治疗,如高血压、冠状动脉粥样硬化性心脏病、糖尿病、代谢综合征等;心血管畸形、心脏瓣膜病力争在发生心脏衰竭之前进行介入或外科手术治疗;对于一些病因不明的疾病亦应早期干预如原发性扩张型心肌病,以延缓心室重构。

2.诱因治疗

积极消除诱因,最常见的诱因是感染,特别是呼吸道感染,积极应用有针对性的抗生素控制感染。心律失常特别是心房颤动都是引起心脏衰竭常见诱因,对于快速心房颤动要积极控制心室率,及时复律。纠正贫血、控制高血压等均可防止心力衰竭发生和/或加重。

(二)一般治疗

减轻心脏负担,限制体力活动,避免劳累和精神紧张。低钠饮食,少食多餐,限制饮水量。给予持续氧气吸入,流量 2~4 L/min。

(三)药物治疗

(1)利尿剂:排钾类(氢氯噻嗪、吲达帕胺、呋塞米);保钾类(螺内酯、氨苯蝶啶、阿米洛利)。

(2)肾素-血管紧张素-醛固酮系统抑制剂:血管紧张素转化酶抑制剂、血管紧张素受体拮抗剂、醛固酮拮抗剂。

(3)β受体阻滞剂。

(4)洋地黄:地高辛、毛花苷 C、毒毛花苷 K。

(5)肼屈嗪和硝酸异山梨酯。

(四)其他

(1)运动锻炼:心脏再同步疗法、双心腔起搏器。

（2）室性心律失常与猝死的预防。

（3）手术：体内心脏支持装置干细胞移植。

四、护理措施

（一）环境与心理护理

保持环境安静、舒适，空气流通；限制探视，减少精神刺激；注意患者情绪变化，做好心理护理，要求患者家属要积极给予患者心理支持和治疗的协助，使患者心情放松情绪稳定，减少机体耗氧量。

（二）休息与活动

（1）心功能Ⅰ级：患者有心脏病，但体力活动不受限。要避免剧烈活动和重体力劳动。

（2）心功能Ⅱ级：体力活动轻度受限。要限制活动，增加休息时间。

（3）心功能Ⅲ级：体力活动明显受限。要严格限制活动，增加卧床休息时间。夜间睡眠给予高枕。

（4）心功能Ⅳ级：患者不能从事任何体力活动，休息时患者亦有上述症状绝对卧床休息。

当病情好转后，鼓励患者尽早做适量的活动，防止因长期卧床导致的静脉血栓、肺栓塞、便秘和压疮的发生。在活动中要监测有无呼吸困难、胸痛、心悸、疲劳等症状，如有不适应停止活动，并以此作为限制最大活动量的指征。

（三）病情观察

1.观察水肿情况

注意观察水肿的消长情况，每天测量并记录体重，准确记录液体出入量。

2.保持呼吸道通畅

监测患者呼吸困难的程度、发绀情况、肺部啰音的变化、血气分析和血氧饱和度等变化，根据缺氧的轻重程度调节氧流量和给氧方式。

3.注意水电解质变化及酸碱平衡情况

低钾血症可出现乏力、腹胀、心悸、心电图出现 U 波增高及心律失常，并可诱发洋地黄中毒。少数因肾功能减退，补钾过多而致高血钾，严重者可引起心搏骤停。低钠血症表现为乏力、食欲减退、恶心、呕吐、嗜睡等症状。如出现上述症状，要及时通报医师及时给予检查、纠正。

（四）保持大便通畅

患者常因精神因素使规律性排便活动受抑制，排便习惯改变，加之胃肠道淤血、进食减少、卧床过久影响肠蠕动,易致便秘。应帮助患者训练床上排便习惯,同时饮食中增加膳食纤维,如发生便秘,应用小剂量缓泻药和润肠药,病情许可时扶患者坐起使用便器,并注意观察患者的心率反应,以防发生意外。

(五)输液的护理

根据患者液体出入情况及用药要求,控制输液量和速度,以防诱发急性肺水肿。

(六)饮食护理

给予高蛋白、高维生素的易消化、清淡饮食,注意补充营养。少量多餐,避免过饱;限制水、钠摄入,每天食盐摄入量<5 g,服利尿药者可适当放宽。

(七)用药护理

1.使用利尿药的护理

遵医嘱正确使用利尿药,并注意相关不良反应的观察和预防。监测血钾及有无乏力、腹胀、肠鸣音减弱等低钾血症的表现,同时多补充含钾丰富的食物,必要时遵医嘱补充钾盐。口服补钾宜在饭后或将水剂与果汁同饮;静脉补钾时每500 mL液体中氯化钾含量不宜≤1.5 g。应用保钾利尿药需注意有无胃肠道反应、嗜睡、乏力、皮疹、高血钾等不良反应。利尿药的应用时间选择早晨或日间为宜,避免夜间排尿过频而影响患者的休息。

2.使用洋地黄的护理

(1)给药要求:严格遵医嘱给药,发药前要测量患者脉搏 1 分钟,当脉搏<60 次/分或节律不规则时,应暂停服药并通知医师。静脉给药时务必稀释后缓慢静脉注射,并同时监测心率、心律及心电图变化。

(2)遵守禁忌:注意不与奎尼丁、普罗帕酮、维拉帕米、钙剂、胺碘酮等药物合用,以免降低洋地黄类药物肾脏排泄率,增加药物毒性。

(3)用药后观察:应严密观察患者用药后毒性反应,监测血清地高辛浓度。

(4)毒性反应的处理:立即停用洋地黄类药;停用排钾利尿药;积极补充钾盐;快速纠正心律失常,血钾低者快速补钾,不低的可应用利多卡因等治疗,但一般禁用电复律,防止发生心室纤颤;对缓慢心律失常,可使用阿托品 0.5~1.0 mg皮下或静脉注射治疗,一般不用安置临时起搏器。

3.使用肾素-血管紧张素-醛固酮系统抑制药的护理

应用血管紧张素转换酶抑制药时需预防直立性低血压、皮炎、蛋白尿、咳嗽、间质性肺炎等不良反应的发生。应用血管紧张素转换酶抑制药期间要注意观察血压、血钾的变化,同时注意要小剂量开始,逐渐加量。

(八)心理护理

根据患者的心理特点采用相应的对策,主动与患者沟通,给予安慰鼓励,取得合作,避免患者的不良情绪,加重心脏负担,同时最好能有家属陪伴,减少离开家属的创伤,使患者情绪稳定。

(九)健康教育

(1)指导患者积极治疗原发病,注意避免诱发因素。

(2)低脂清淡饮食,忌饱餐,多食蔬菜和水果,保持大便通畅,养成定时排便的习惯,戒烟酒。

(3)保持生活规律,劳逸结合,避免重体力劳动。可进行散步,打太极拳等运动。

(4)严格按医嘱服药,不要随意增减或撤换药物,注意药物不良反应的观察。

(5)定期门诊复查,如出现胸闷、夜间阵发性呼吸困难等情况时及时来院就诊。

第三节 呼 吸 衰 竭

呼吸衰竭是指各种原因引起的肺通气和/或换气功能严重障碍,以致在静息状态下亦不能维持足够的气体交换,导致低氧血症伴或不伴高碳酸血症,进而引起一系列病理生理改变和相应临床表现的综合征。其临床表现缺乏特异性。

一、病因

引起呼吸衰竭的原因很多,但以支气管、肺组织疾病最为常见。

(一)气道阻塞性病变

气管-支气管的炎症、痉挛、异物、肿瘤等引起气道阻塞和肺通气不足,或伴有通气/血流比例失调,导致缺氧和CO_2潴留,发生呼吸衰竭。如COPD、重症哮喘等。

(二)肺组织病变

各种累及肺泡和/或肺间质的病变,如肺炎、肺气肿、严重肺结核、弥散性肺纤维化等,均致肺有效弥散面积减少、肺顺应性减低等,导致缺氧或合并CO_2潴留。

(三)肺血管疾病

肺栓塞、肺血管炎等可引起通气/血流比例失调,或部分静脉血未经过氧合直接流入肺静脉,导致呼吸衰竭。

(四)胸廓与胸膜病变

胸部外伤、脊柱畸形等可影响胸廓活动和肺脏扩张的疾病,引起通气减少及吸入气体分布不均,导致呼吸衰竭。

(五)神经肌肉疾病

脑血管疾病、颅脑外伤、脑炎及镇静催眠剂中毒,可直接或间接抑制呼吸中枢。脊髓损伤、多发性神经炎、重症肌无力等,均可造成呼吸肌无力、疲劳或麻痹,导致呼吸动力下降而引起肺通气不足。

(六)心脏疾病

各种缺血性心脏病、心肌病、心包疾病、严重的心律失常等均可引起通气、换气功能障碍,导致呼吸衰竭。

二、临床表现

(一)呼吸困难

多数患者有明显的呼吸困难,急性呼吸衰竭早期表现为呼吸频率增加,病情严重时出现呼吸困难,辅助呼吸肌活动增加,可出现三凹征。慢性呼吸衰竭表现为呼吸费力伴呼气延长,严重时呼吸浅快,并发 CO_2 麻醉时,出现浅慢呼吸或潮式呼吸。

(二)发绀

发绀是缺氧的典型表现。当血氧饱和度<90%时,出现口唇、指甲和舌发绀。发绀与缺氧程度不一定完全平行。贫血时,不出现发绀,而红细胞明显增多时轻度缺氧也可出现发绀。

(三)精神神经症状

急性呼吸衰竭可迅速出现精神紊乱、躁狂、昏迷、抽搐等症状。慢性呼吸衰竭随着动脉 PO_2 升高,出现先兴奋后抑制症状。兴奋症状包括烦躁不安、昼夜颠倒,甚至谵妄。CO_2 潴留加重时导致肺性脑病,出现抑制症状,表现为表情淡漠、肌肉震颤、间歇抽搐、嗜睡,甚至昏迷等。

(四)循环系统症状

多数患者出现心动过速,严重缺氧和酸中毒时,可引起周围循环衰竭、血压下降、心肌损害、心律失常,甚至心脏骤停。CO_2潴留者出现体表静脉充盈、皮肤潮红、温暖多汗、血压升高;慢性呼吸衰竭并发肺心病时可出现体循环淤血等右心衰竭表现。因脑血管扩张,患者常有搏动性头痛。

(五)消化和泌尿系统症状

严重呼吸衰竭对肝、肾功能都有影响,部分病例可出现丙氨酸氨基转移酶与血浆尿素氮升高;个别病例尿中可出现尿蛋白、红细胞和管型。因胃肠道黏膜屏障功能损伤,可导致胃肠道黏膜充血、水肿、糜烂、渗血或应激性溃疡,引起上消化道出血。

三、治疗

呼吸衰竭总的治疗原则为保持呼吸道通畅,加强呼吸支持、纠正缺氧和改善通气;治疗病因和消除诱发因素;加强一般支持治疗和对其他重要脏器功能的监测与支持。

(一)保持呼吸道通畅

保持呼吸道通畅是呼吸衰竭最基本、最重要的治疗措施。清除气道内分泌物及异物,必要时建立人工气道。若患者有支气管痉挛,需积极使用支气管扩张药物,可选用肾上腺素受体激动剂、抗胆碱药、糖皮质激素或茶碱类药物等。

(二)氧疗

确定吸氧浓度的原则是保证动脉PO_2迅速提高到 8.0 kPa(60 mmHg)或脉搏血氧饱和度达90%以上的前提下,尽量减低吸氧浓度。Ⅰ型呼吸衰竭时较高浓度给氧可迅速缓解低氧血症而不会引起CO_2潴留,但对伴有高碳酸血症的急性呼吸衰竭,往往需要低浓度给氧,若吸入高浓度氧,使血氧迅速上升,解除了低氧对外周化学感受器的刺激,便会抑制患者呼吸,造成通气状况进一步恶化。吸氧装置主要包括鼻导管或面罩,鼻导管较简单、方便,不影响患者咳痰、进食等,但缺点为氧浓度不恒定,易受患者呼吸影响,高流量时对局部黏膜有刺激,氧流量不能>7 L/min;面罩主要包括简单面罩、带储气囊无重复呼吸面罩和 Venturi面罩,主要优点为吸氧浓度相对稳定,可按需调节,对鼻黏膜刺激小,缺点为在一定程度上影响患者咳痰、进食。

(三)增加通气量

1.呼吸兴奋剂

呼吸兴奋剂主要包括尼克刹米、洛贝林等,使用时应注意必须保持气道通畅,否则会促发呼吸肌疲劳,进而加重 CO_2 潴留。

2.机械通气

当机体出现严重通气和/或换气功能障碍时,以人工辅助通气装置来改善通气和/或换气功能,即为机械通气。呼吸衰竭时应用机械通气能维持必要的肺泡通气量,降低动脉 PCO_2,改善肺的气体交换效能,也能使呼吸肌得以休息,有利于恢复呼吸肌功能。机械通气过程中应根据血气分析和临床资料调整呼吸机参数。

(四)积极治疗原发病

引起呼吸衰竭的原发病很多,针对不同病因采取适当的治疗措施十分必要,也是治疗呼吸衰竭的根本所在。

(五)纠正酸碱平衡失调

急性呼吸衰竭患者常容易并发代谢性酸中毒,应及时纠正。慢性呼吸衰竭常伴有 CO_2 潴留,导致呼吸性酸中毒,宜采用改善通气的方法纠正,如呼吸性酸中毒的过程发展缓慢,机体常以增加碱储备来代偿,当呼吸性酸中毒纠正后,原已增加的储备碱会使 pH 升高,对机体危害严重,因此,在纠正酸中毒的同时应给予盐酸精氨酸和氯化钾,以防止代谢性碱中毒的发生。

(六)抗感染治疗

感染是慢性呼吸衰竭急性加重的常见诱因,一些非感染性因素诱发的呼吸衰竭加重也常继发感染,因此需要积极的抗感染治疗。

(七)其他重要器官功能的防治

呼吸衰竭往往会累及其他重要器官,因此应加强对重要器官功能的防治,如肺动脉高压、肺源性心脏病、肺性脑病、肾功能不全、消化道功能障碍和 DIC 等,特别要注意防治多器官功能障碍综合征。

四、护理措施

(一)一般护理

1.休息与活动

安排患者住在呼吸监护室或单人病房,协助患者取半卧位,以利于增加通气量。注意室内空气清新、温暖,定时消毒,防止交叉感染。

2.饮食

给予低碳水化合物、高蛋白、高脂肪、适量维生素易消化饮食,宜少食多餐。

能经口者给予半流质或流质饮食,危重患者常规鼻饲或静脉营养。

3.观察病情

评估患者的呼吸频率、节律和深度,呼吸困难程度;如使用辅助呼吸机通气,应评估其人机协调情况;密切观察生命体征,尤其是血压、心率和心律失常情况;观察缺氧和 CO_2 潴留的症状和体征,有无发绀、球结膜水肿、肺部有无异常呼吸音等,监测血氧饱和度及动脉血气分析值;严密观察患者的意识状态及神经精神症状,评估有无头痛、头晕等症状,如有异常应及时通知医师;评估患者的饮食、营养及睡眠状况,并提供相应的护理支持、营养指导等;注意观察尿量及粪便颜色,严密观察有无上消化道出血等相关并发症;及时了解血气分析、血电解质及尿常规等检查结果。

(二)保持呼吸道通畅

保持呼吸道通畅是改善缺氧和 CO_2 潴留最根本的措施。指导并协助患者有效咳嗽、咳痰;对于痰液黏稠的患者,可采取饮水、口服或雾化吸入祛痰药稀释痰液,促进痰液排出;协助咳嗽无力患者定时翻身、拍背或使用振动排痰仪等促进痰液排出;意识不清或昏迷、气管插管或气管切开的患者,则进行负压吸痰,必要时也可用纤维支气管镜吸痰。注意观察痰液的色、质、量及实验室检查结果。

(三)氧疗的护理

根据病情及医嘱选择适合的氧疗装置,正确实施氧疗并密切观察氧疗效果,如吸氧后呼吸困难有无缓解、发绀有无减轻等。对于Ⅱ型呼吸衰竭患者,应给予低浓度、低流量(1~2 L/min)吸氧,防止呼吸抑制。此外,还应让患者及家属掌握氧疗的作用及用氧安全知识。

(四)机械通气的护理

根据患者病情及医嘱选择适合的机械通气方式,包括无创正压通气及有创通气,机械通气过程中应密切监测,预防并及时发现、处理可能发生的并发症。机械通气时,保持病房适宜的温度和湿度,每天空气消毒 2 次,保持病房通风,严格探视陪伴制度。

(五)体液失衡的护理

定期进行血气分析和血生化检查,根据血气分析结果判断酸碱失衡情况。呼吸性酸中毒可通过充分供氧和改善通气以纠正,代谢性酸中毒可遵医嘱静脉滴注少量 5% 碳酸氢钠以治疗,或通过采取避免 CO_2 排出过快,适当补氯、补钾等措施缓解代谢性碱中毒。

(六)药物护理

1.使用抗生素的护理

呼吸道感染是呼吸衰竭最常见的诱因,机械通气和免疫功能低下的患者可因反复感染而加重病情。根据痰细菌培养和药敏试验结果,可以选择有效的抗生素积极控制感染。

2.使用呼吸兴奋剂的护理

尼可刹米是目前常用的呼吸中枢兴奋剂,可兴奋呼吸中枢、增加通气量并有一定的苏醒作用。使用中应保持呼吸道的通畅,密切观察药物的反应,及时调整用药量和给药速度。对烦躁不安、失眠患者,慎用镇静剂,以防引起呼吸抑制。阿米三嗪是口服的呼吸兴奋剂,主要通过刺激颈动脉窦和主动脉体化学感受器来兴奋呼吸中枢,适用于较轻的呼吸衰竭患者。

(七)心理护理

护士在解除患者疾苦的同时,要多了解和关心患者,特别是对于建立人工气道和使用呼吸机治疗的患者,因为机械通气患者容易出现焦虑、恐惧等心理障碍,应注意健康宣教与心理护理,治疗前向患者解释安置呼吸机的目的、注意事项、治疗过程中可能出现的不适感受及紧急情况的处理方法,消除其顾虑,取得合作。对过度紧张的患者,指导呼吸放松的方法等。加强巡视和床旁照料,通过语言或非语言交流方式与患者沟通,给患者以安全感,取得患者信任和合作。

(八)健康教育

1.疾病知识指导

指导患者及家属了解本病的发生机制、诱发因素、发展和转归。鼓励患者进行呼吸肌锻炼,如缩唇呼吸、腹式呼吸。加强耐寒锻炼,如冷水洗脸。教会患者和家属有效咳嗽、咳痰、体位引流、拍背等技术。告知药物的用法、剂量和注意事项等,嘱其遵医嘱用药。指导患者加强营养,合理膳食,达到改善体质的目的。

2.生活知识指导

指导患者注意休息,劳逸结合,生活要有规律。制订恰当的锻炼计划,增强体质,提高抵抗力。指导患者避免各种引起呼吸衰竭的诱因,如预防上呼吸道感染,避免吸入刺激性气体,劝告吸烟患者戒烟,避免劳累、情绪激动等不良因素刺激,少去人群拥挤的地方,尽量避免与呼吸道感染者接触,减少感染的机会。告诫患者若痰液增多且颜色变黄、咳嗽加剧、气急加重或出现神志改变等病情变化时,应尽早就医。

第四节 中 毒

中毒是指某些物质(化学品、药物、食物等)接触人体或进入人体后,在一定条件下与体液、组织相互作用,破坏机体正常的生理功能,引起暂时或永久性的病理状态或死亡,这一过程称为中毒。

根据接触毒物的毒性、剂量和时间,通常将中毒分为急性中毒和慢性中毒。急性中毒是指1次短时间内吸收大量毒物引起的中毒,其起病急,症状重,进展快,如不积极治疗,可危及生命。慢性中毒是指长时间少量毒物进入人体蓄积引起的中毒,其起病缓慢,病程较长,缺乏特异性中毒诊断指标,容易误诊和漏诊。根据中毒的性质,中毒又可分为职业性中毒和非职业性中毒。在生产劳动中,因生产环境或劳动过程而接触毒物以致中毒,这种性质的中毒称为职业性中毒。不是在生产劳动中,也不是因为生产环境或劳动过程而接触毒物,而是在日常生活中接触毒物引起的中毒,这种性质的中毒称为非职业性中毒或生活性中毒。

一、病因

(一)生产环境和生产设备不符合卫生要求

工业生产中,"三废"(废气、废渣、废水)污染环境,对职业中毒缺乏有力的预防措施,车间通风排气装置差,管道密闭程度不符规定,工艺流程中直接接触有毒物质,不重视生产设备的维修工作等。

(二)安全生产制度不健全

一些作业环境的有毒物质没有进行定期测定,对作业者的安全防毒教育落实不到位,没有把毒物的危害性和预防方法交给作业者,从而一些作业者不注意个人防护措施;个人防护用具配备不全,对安全防护及卫生措施缺乏定期检查等。

(三)错用、误用药物和有毒物质

医务人员用药时未认真查对,用药错误,剂量过大;患者治病心切,乱服药物;剧毒药物或有毒物质(有机磷杀虫剂和杀鼠药)保管不妥;儿童误服;误食有毒动、植物等。

二、临床表现

(一)急性中毒

不同化学物质急性中毒表现不完全相同,多数急性中毒的表现具有一定的特征,严重中毒时共同表现有发绀、惊厥、呼吸困难、昏迷和休克等。

1.皮肤黏膜

(1)颜色改变。①发绀:血液中氧合血红蛋白减少,皮肤黏膜呈青紫色。亚硝酸盐中毒时,血中高铁血红蛋白含量增加出现发绀。各种抑制呼吸的药品、苯胺或硝基苯等中毒时,也可出现发绀。②黄疸:由于血清中胆红素升高,导致皮肤、巩膜和黏膜发黄的症状和体征。四氯化碳、毒蕈或鱼胆中毒损害肝脏可出现黄疸。③潮红:酒精、阿司匹林、抗胆碱药及抗组胺药等中毒时可出现。④樱桃红:一氧化碳、氯化物等中毒时可出现。⑤其他:强酸、强碱、苯酚、甲醛等腐蚀性毒物可灼伤皮肤及口腔黏膜。硝酸灼伤皮肤黏膜,痂皮呈黄色,硫酸灼伤皮肤黏膜,痂皮呈黑色,盐酸灼伤皮肤黏膜,痂皮呈棕色。

(2)湿度改变。①无汗:抗胆碱药、抗组胺药、部分抗抑郁药中毒。②多汗:胆碱酯酶抑制剂、毒蕈、拟胆碱药中毒。

(3)皮炎。①光敏性皮炎:灰菜、荞麦叶、沥青中毒。②接触性皮炎:染料、油漆、有机汞、苯酚、有机磷农药、多种工业毒物中毒。

(4)脱发:见于砷、铊、硫氰化物、维生素 A 中毒。

2.消化系统

(1)呕吐:见于毒蕈、重金属盐类、胆碱酯酶抑制剂、腐蚀性毒物等中毒。

(2)腹痛:见于乌头碱、巴豆、砷、汞、毒蕈、重金属盐类、胆碱酯酶抑制剂、腐蚀性毒物等中毒。

(3)腹泻:见于有机磷毒物、毒蕈、砷、巴豆、蓖麻子等中毒。

(4)便秘:见于铋盐、麦角、阿片类、可待因、溴化物、氯丙嗪等中毒。

(5)口干:见于抗胆碱药、吗啡、苯海拉明、麻黄碱等中毒。

3.神经系统

(1)瞳孔:瞳孔扩大见于抗胆碱药、抗组胺药等中毒;瞳孔缩小见于胆碱酯酶抑制剂、毒蕈、拟胆碱药等中毒;瞳孔固定见于酒精、麻醉药等中毒。

(2)谵妄:见于可卡因、苯丙胺类、阿托品、酒精或抗组胺药中毒。

(3)惊厥:见于窒息性毒物、阿片类、铅、铊、有机磷、拟除虫菊酯类杀虫药等中毒。

(4)昏迷:见于有机溶剂中毒,催眠、镇静或麻醉药中毒,窒息性毒物中毒,高铁血红蛋白生成性毒物中毒，有机磷农药中毒。

(5)头痛：见于铅、一氧化碳、二硫化碳、氰化物、洋地黄类药物等中毒。

(6)头晕：见于一氧化碳、安眠药、麻醉药、氰化物等中毒。

(7)肌肉颤动：见于胆碱酯酶抑制剂中毒。

(8)瘫痪：见于箭毒类、肉毒、三氧化二砷、可溶性钡盐或磷酸三邻甲苯酯等中毒。

(9)精神失常：见于酒精、一氧化碳、二硫化碳、阿托品、有机溶剂、抗组胺药等中毒，成瘾药物戒断综合征等。

4.呼吸系统

(1)呼出气味：酒味见于酒精、甲醇、异丙醇及其他醇类化合物中毒；苦杏仁味见于氰化物及含氰苷果仁中毒；蒜味见于有机磷农药、无机磷、铊、砷等中毒；苯酚味见于苯酚、甲酚皂溶液中毒；梨味见于水合氯醛中毒；氨味见于硝酸铵、氨中毒；水果香味见于醋酸乙酯、硝酸异戊酯中毒。

(2)呼吸频率：呼吸加快可见于 CO_2、中枢兴奋剂、抗胆碱药等中毒；呼吸减慢见于麻醉药、镇静及催眠药、阿片类等中毒。

(3)呼吸型态：哮喘可见于氨、氯、二氯乙醚、二氯乙烯、马拉硫磷等中毒；呼吸困难可见于强酸、强碱、一氧化碳、氰化物、砷、汞等中毒；窒息状态见于 CO_2、硫化氢、氨、氯等中毒。

(4)其他：上呼吸道刺激症状、喉头水肿及肺水肿可见于刺激性气体或有机磷农药等中毒。

5.循环系统

(1)血压变化：血压升高可见于拟肾上腺素药、苯丙胺类、有机磷毒物（早期）等中毒；血压降低可见于氯丙嗪、亚硝酸盐类、各种降压药等中毒。

(2)心动过速或过缓：心动过速可见于拟肾上腺素类药、苯丙胺类、抗胆碱药、醇类等中毒；心动过缓可见于洋地黄类药物、毒蕈、毛果芸香碱、乌头、钙通道阻滞剂等中毒。

(3)心律失常：拟肾上腺素药、三环类抗抑郁药、洋地黄、夹竹桃、蟾蜍等中毒时通过不同机制引起心律失常。

(4)心脏停搏：可见于洋地黄类药物、奎尼丁、锑剂或依米丁、窒息性气体毒物、可溶性钡盐、棉酚、排钾利尿药等中毒。

(5)休克：强酸和强碱导致严重化学灼伤引起血浆渗出；三氧化二砷中毒导致剧烈呕吐和腹泻；严重巴比妥类中毒导致外周血管扩张。以上因素都可引起有效循环血容量相对和绝对减少发生休克。

6.泌尿系统

(1)尿液异常:血尿可见于铅、碘、铊、甲醇、蛇毒、水杨酸盐等中毒;蛋白尿可见于砷、汞、酚、青霉胺、氨基糖苷类抗生素等中毒;糖尿可见于一氧化碳、醚、阿托品、咖啡因、麻醉药等中毒;卟啉尿可见于铅、硒、秋水仙碱、硝基苯等中毒。

(2)尿色异常:红褐色尿可见于慢性汞或铅、四氯化碳、苯、酚酞、咖啡因等中毒;暗黑色尿可见于苯胺、亚硝酸盐、酚、甲酚、番泻叶等中毒;粉红色尿可见于芦荟等中毒;绿色尿可见于亚甲蓝中毒。

(3)尿量异常:少尿可见于汞、四氯化碳、碘化物、奎宁、乌头等中毒;多尿可见于各种中毒所致的急性肾衰竭多尿期。

(4)其他:膀胱刺激征(尿频、尿急、尿痛)可见于化学性膀胱炎。

7.血液系统

水杨酸类、肝素或双香豆素过量、敌鼠和毒蛇咬伤中毒等可导致出血;砷化氢、苯胺或硝基苯等中毒可导致溶血性贫血和黄疸;氯霉素、抗肿瘤药或苯等中毒可引起白细胞计数减少。

(二)慢性中毒

毒物不同,接触时间、方式不同,临床表现亦不同。

1.消化系统

铅、汞、三硝基甲苯、苯巴比妥类、氯乙烯中毒常导致中毒性肝病。

2.神经系统

痴呆见于一氧化碳等中毒;周围神经病见于铅、砷等中毒;帕金森综合征见于一氧化碳、锰等中毒。

3.泌尿系统

汞、铅、镉等中毒可导致中毒性肾脏损害。

4.血液系统

三硝基甲苯、苯中毒可导致白细胞计数减少或再生障碍性贫血。

5.骨骼系统

黄磷中毒可导致下颌骨坏死;氟中毒可导致氟骨症。

三、治疗

(一)急性中毒的治疗

1.立即终止与毒物接触

毒物经皮肤或呼吸道侵入时,立即将患者撤离中毒现场,移至空气新鲜处;

立即脱去污染的衣服;用肥皂水或温水清洗皮肤和毛发上的毒物,不必用药物中和。眼睛接触毒物时,用清水或生理盐水彻底冲洗,清除眼内的毒物,局部一般不用解毒药;毒蛇咬伤时应及时清创,用2%高锰酸钾溶液、过氧化氢、清水或肥皂水冲洗伤口。

2.紧急复苏并维持生命体征

严重中毒出现心脏停搏,呼吸衰竭,肾衰竭,休克,水电解质和酸碱平衡紊乱时,立即采取有效急救复苏措施,维持生命体征稳定。

3.清除体内毒物

(1)清除体内尚未吸收的毒物。①物理法刺激催吐:对于神志清楚的合作患者,用手指、筷子或压舌板刺激咽后壁或舌根诱发呕吐。无效时,让其饮温水300~500 mL,然后再用上述方法刺激呕吐,如此反复进行,直至呕出物为清亮胃内容物为止。②药物催吐:阿扑吗啡是半合成中枢性催吐药,用于意外中毒不能洗胃者。皮下注射,剂量为2~5 mg,5~10分钟后可发生催吐作用。为增强催吐效果,皮下注射前,先饮水200~300 mL。本品不宜重复应用或用于麻醉药中毒者。③鼻胃管抽吸:适用于口服液体毒物者。将鼻胃管经鼻放置于胃内,用注射器经胃管抽吸出胃内容物。④洗胃:适用于口服毒物1小时以内者;对于服用吸收缓慢的毒物、胃蠕动功能减弱或消失者,服毒4~6小时后仍需洗胃。吞服强腐蚀性毒物、食管静脉曲张、惊厥或昏迷患者,不宜进行洗胃。⑤导泻:洗胃后,灌入泻药以清除肠道内毒物。常用硫酸镁或硫酸钠15 g溶于水内,口服或由胃管注入。镁离子吸收过多对中枢神经系统有抑制作用,因此肾或呼吸衰竭、昏迷、磷化锌中毒者不宜使用。一般不用油脂类泻药,以免促进脂溶性毒物吸收。⑥灌肠:用于口服中毒6小时以上,导泻无效及抑制肠蠕动毒物(颠茄类、巴比妥类或阿片类)中毒者,用1%温肥皂水连续多次灌肠。腐蚀性毒物中毒不可用此法。

(2)促进已吸收毒物排出。①强化利尿:适用于毒物以原形由肾脏排除的中毒,目的在于增加尿量,促进毒物排出。根据血浆电解质和渗透压情况选用静脉液体,具体方法:快速大量静脉滴注5%葡萄糖氯化钠溶液或5%~10%葡萄糖溶液,每小时500~1 000 mL;同时静脉注射呋塞米20~80 mg。心、肺和肾功能障碍者禁用此疗法。②改变尿液酸碱度:根据毒物溶解后酸碱度不同,选用能改变尿液酸碱度,增强毒物排出的液体。a.酸化尿液:碱性毒物中毒时,口服氯化铵;静脉或口服维生素C使尿液pH<5.0。b.碱化尿液:弱酸性毒物中毒,静脉滴注碳酸氢钠,使尿液pH≥8.0。③氧疗:对于中毒引起的缺氧,应积极给予氧

疗。一氧化碳中毒时,吸氧可促使碳氧血红蛋白解离,加速一氧化碳排出。高压氧治疗是一氧化碳中毒的特效疗法。④血液净化:可有效清除体内有毒物质,达到促进已吸收毒物从体内排出的效果。适用于血液中毒物浓度明显增高、昏迷时间长、中毒严重、有并发症和病情日趋严重者。

4.应用解毒剂

解毒治疗是指在毒物中毒或药物过量中毒时,使用解毒剂进行治疗。解毒剂是指能阻止毒物吸收、降低毒物毒性、去除附着于体表或胃肠道内的毒物、对抗毒物的毒性作用的药物。根据其作用机制可分为特异性解毒剂和非特异性解毒剂。特异性解毒剂专一性高,有特效解毒效果;非特异性解毒剂作用广泛,但无特效解毒效果,多用于辅助治疗。对于有特效解毒剂的中毒患者,应及早使用。急性中毒原因未明时可先用非特异性解毒剂。

5.对症支持治疗及预防并发症

很多急性中毒并无特效解毒剂,同时毒物已不同程度地损害相关器官。因此,积极对症治疗及预防并发症十分重要。疼痛时,应及早应用镇痛剂或麻醉剂;呼吸困难时,及时给予机械通气;体温异常者,高热时应迅速降温,低体温时应注意保暖;惊厥时,选用抗惊厥药,如苯巴比妥钠或地西泮等;脑水肿时,应用甘露醇或地塞米松等;严重呕吐腹泻时,适当补液及纠正酸碱平衡失调;昏迷者,给予鼻饲或肠外营养。

(二)慢性中毒的治疗

1.解毒治疗

慢性汞、铅、锰、砷等中毒可给予金属中毒解毒药。

2.对症治疗

中毒伴有帕金森综合征、周围神经病、中毒性肾病、中毒性肝病、白细胞计数减少、血小板计数减少、再生障碍性贫血的患者,积极采取对症治疗及预防并发症十分重要。

四、护理措施

(一)一般护理

(1)严密观察血压、心率、体温、瞳孔、皮肤颜色及神志的变化。

(2)昏迷或不能自理的患者,应加强口腔护理,每天1~2次。

(3)应用阿托品治疗的患者,多会有尿潴留发生,应及时留置尿管,并加强护理。

（4）中、重度患者禁食 1～3 天,神志清楚患者病情稳定后进流质,忌油及酒等刺激性食物,以减少有机磷杀虫药的吸收。

（5）加强安全护理,对于昏迷伴躁动的患者,增加保护措施,并增加巡视次数。

（二）急救护理

（1）安置患者于重症监护病房,脱去污染的衣服,用敷料拭去残留药液后,用微温的肥皂水(有机磷药物中毒禁用)清洗被污染的皮肤、毛发和指甲。注意皮肤褶皱处的清洗,防止因清洗不到位造成的"反跳"情况。洗后注意保暖。

（2）对危急患者立即紧急处理,维持呼吸道通畅,及时给予氧气吸入;气道分泌物增多者,及时吸出;备好气管切开包,必要时气管插管;心跳、呼吸停止者立即行心肺复苏术。

（3）立即建立有效的静脉通路,遵医嘱及时应用阿托品、解磷定等特效解毒剂。

（4）口服中毒者可以选择清水、生理盐水、2％碳酸氢钠(有机磷药物忌用)或 1：5 000 高锰酸钾反复洗胃,直至洗出液无农药味为止。做好洗胃后护理工作。

（5）留取患者的血液标本,进行胆碱酯酶活力的检测,以协助医师判断病情的严重程度。

（6）发生中间综合征时,及时配合医师施行气管插管或气管切开,早期进行机械通气,以维持呼吸功能。

（三）用药护理

1.应用抗胆碱药时的护理要点

（1）注意"阿托品化"判断及观察:对中、重度有机磷杀虫药中毒,必须早期、足量、反复给药直至达到"阿托品化"。"阿托品化"的典型指标:颜面潮红、口干、皮肤干燥、瞳孔明显扩大且不再缩小、肺部啰音明显减少或消失、意识障碍减轻、轻度烦躁不安、心率增快、尿潴留等。

（2）大剂量使用低浓度阿托品输液时可能引起血管内溶血,所以治疗时多采用阿托品少量多次静脉推注的方式。

2.应用胆碱酯酶复能剂的护理要点

（1）此类药物对解除烟碱样毒性作用较明显,与阿托品合用有协同作用,应早期、足量给药,联合给药时,应适当减少阿托品的用量。

（2）密切观察用药效果及不良反应,此类药的不良反应:口苦、咽痛、恶心、短暂的眩晕、视力模糊或复视、血压升高等,注射过快有暂时性呼吸抑制反应。

(3)胆碱酯酶复能剂的刺激性强,注射时外漏可刺激组织,引起疼痛和麻木感,故静脉输入时,应确保针头在血管内再给药,且输注过程中应加强巡视。

(4)肟类药物在碱性溶液中极不稳定,易生成剧毒的氰化物,故禁与碱性药物配伍。护士在配药时应加以注意。

(四)心理护理

详细了解患者中毒的具体原因,针对不同个体不同的心理特点进行护理。尤其对于服毒自杀患者,医护人员更要给予患者充分尊重、理解和亲近,进行贴心的交谈,使其敞开心扉,诉说内心的痛苦,使他们消除顾虑,认识生命的价值,增强生活的信心,打消再次自杀的念头。

(五)健康教育

(1)普及预防有机磷杀虫药中毒的有关知识,向生产者、使用者特别是农民要广泛宣传使用时的注意事项,如喷洒时应遵守操作规程,人要处于上风处,加强个人防护,穿长袖衣裤和鞋袜,戴口罩、帽子及手套,下工后用碱水或肥皂(有机磷药物禁用)洗净手和脸,方能进食,污染衣物要及时洗净。农药盛具要专用,严禁装食品、牲口饲料等。

(2)患者出院后,仍需要在家休息 2~3 周,按时服药,不可单独外出,以防发生迟发性神经病。

(3)对于因自杀而中毒患者,应教会如何应对各种应激,指导发泄心理问题的方法和技巧,如与朋友诉说、运动、旅游等方法,树立生活的信心,并应争取获得社会多方面的情感支持。

第五节　烧　　伤

烧伤一般指热力,包括热液(水、汤、油等)、蒸汽、高温气体、火焰、炽热金属液体或固体(如钢水、钢锭)等,所引起的组织损害。其深度主要是表皮或黏膜,严重的也可伤及皮下或黏膜下组织,甚至达深层的肌肉、内脏、骨骼。

一、病因

(一)热力因素

沸水、热粥、热油、火焰、钢水和水蒸气等。

(二)化学因素

强酸、强碱、磷、毒气等。

(三)电力因素

触电、闪电伤等。

(四)放射能因素

深度 X 线、原子能等。

二、临床表现

(一)Ⅰ度

Ⅰ度即为红斑型,损伤表皮浅层,生发层健在。表现为红斑、灼痛、感觉过敏。经 3～5 天脱屑愈合,不遗留瘢痕。

(二)Ⅱ度

Ⅱ度即为水疱型,皮肤断层损伤,完整性已破坏,特征为水疱性损害。

1.浅Ⅱ度

浅Ⅱ度损及真皮浅层及真皮乳头。表现为剧痛,感觉过敏,水疱形成,壁薄,基底潮红或红白相间,明显水肿。1～2 周愈合,可有色素沉着,不留瘢痕。

2.深Ⅱ度

深Ⅱ度损伤达真皮深层,可有或无水疱,撕去表皮见基底较湿、苍白,水肿明显,痛觉迟钝。3～4 周靠残存附件上皮细胞增殖修复,有色素变化和瘢痕形成。

(三)Ⅲ度

Ⅲ度即为焦痂型,损伤皮肤全层,附件全部受累,深达皮下脂肪,甚至伤及筋膜、肌肉、骨骼和内脏等。外观皮革样、蜡白,焦炭化,感觉消失,干燥,可出现树枝状静脉栓塞。遗留瘢痕,甚至毁容和功能障碍。

三、治疗

(一)常规治疗

1.现场急救与早期处理

(1)消除致伤原因:迅速脱离热源,脱去着火的衣服,用凉水冲淋等;以清洁布单等覆盖或简单包扎以保护创面清洁。

(2)维持呼吸道通畅:凡有呼吸道烟雾吸入性损伤、头面部严重烧伤等,出现呼吸困难者,都应保持气道通畅和给氧,必要时行环甲膜穿刺或切开,或行气管插管或气管切开。

(3)处理合并伤:检查有无颅脑损伤、骨折、胸腹部损伤、大出血、一氧化碳中毒等复合伤,以抢救生命第一的原则,施行相应的急救措施。

(4)建立静脉通道:面积较大的烧伤应做静脉穿刺或静脉切开,及早开始输注晶体液和胶体液。

(5)镇静与止痛:轻度烧伤可口服止痛片,必要时肌内注射哌替啶(1~2 mg/kg),如有周围循环不良,宜经静脉注射;合并有颅脑伤、腹部伤及小儿烧伤者忌用。

(6)防治感染。一般可给青霉素预防创面感染,大面积烧伤应给予广谱抗生素。注射破伤风抗毒素,成人肌内注射 1 500~3 000 U。

2.烧伤的创面处理

Ⅰ度烧伤创面一般只需保持清洁和防止再损伤。Ⅱ度以上烧伤创面按下列步骤处理。

(1)清创:全身情况许可时在无菌条件下清创。大面积烧伤的清创应在纠正休克后进行。

(2)包扎:适用于四肢或躯干的Ⅱ度创面,1~2 周后去除外层敷料,此时浅Ⅱ度创面即已初步愈合。深Ⅱ度或Ⅰ创面若需包扎,应在包扎后 3 天换敷料。

(3)暴露疗法与半暴露疗法:暴露疗法适用于头、面、颈、会阴或躯干等部位。Ⅰ度创面暴露治疗最适宜。半暴露疗法即用一层纱布平敷于创面,免受肢体移位或翻身时磨损创面,该纱布可浸有抗菌药物。

(4)切痂与植皮:原则上深度烧伤特别是Ⅰ度烧伤宜暴露疗法,在烧伤 48~72 小时后开始手术切痂和植皮。小面积Ⅱ度烧伤切痂后以大块自体中厚皮片缝合为宜,中面积Ⅰ度烧伤切痂后可作自体网状植皮或自体小块皮片移植。大面积Ⅰ度烧伤切痂后可用大张异体皮覆盖,自体小皮片嵌植或自体小皮片移植,或用人造皮覆盖等。

(二)全身治疗

1.大面积烧伤的液体治疗

为防治低血容量性休克,除小面积烧伤患者可采用口服含盐饮料外,中面积以上烧伤均需输液治疗。第 1 个 24 小时总量的 1/2 应在伤后前 8 小时补入,以后的 16 小时内补入其余 1/2 量,休克较深者应加输碳酸氢钠纠正酸中毒。伤后第 3 天起补液量可减少,依据前两日出入量及创面蒸发量估计,适当增加口服补液,维持体液平衡。

2.烧伤感染的防治

(1)正确使用抗菌药:抗菌药的选用应遵循针对性强、用药及时、停药果断的原则。严重感染患者可先合理选用 2 种抗菌药物联合抗感染,待细菌培养和药敏试验结果出来后再调整用药。

(2)清除感染源:认真处理创面,清除坏死组织,局部可应用 1%磺胺嘧啶银霜或溶液、碘伏处理,污染较重的创面还需注射破伤风抗毒素。

(3)支持治疗:由于患者长时间处于高代谢状态,导致负氮平衡,全身营养状况和抵抗力低下,创面延迟愈合,因此应尽可能经胃肠道补给高热量、高蛋白、高维生素、易消化饮食,必要时给予肠内、肠外营养支持。

(4)严格执行消毒隔离制度。

3.防治并发症

(1)防止肺部并发症。

(2)防止肾功能不全。

(3)防止应激性溃疡。

(4)防止化脓性血栓性静脉炎。

四、护理措施

(一)一般护理

1.补液

(1)补液量:第 1 个 24 小时总量的 1/2 应在伤后前 8 小时补入,以后的 16 小时内补入其余 1/2 量,休克较深者应加输碳酸氢钠纠正酸中毒。伤后第 3 天起补液量可减少,依据前两日出入量及创面蒸发量估计,适当增加口服补液,维持体液平衡。

(2)补液种类与安排:一般晶体液与胶体液之比为 2 : 1(1.5 mL 中电解质液 1 mL,胶体液 0.5 mL),特重度烧伤与小儿烧伤为 1 : 1。补液原则:一般是先晶后胶、先盐后糖、先快后慢,晶体液和胶体液交替输入。晶体液首选平衡盐溶液,适当补充碳酸氢钠溶液。胶体液首选血浆,也可用全血或血浆代用品。生理日需量常用 5%～10%葡萄糖溶液。

2.临床观察

监测每小时尿量是判断血容量是否充足的简便而可靠的指标,也是调整输液速度最有效的观察指标。尿量应达到 1 mL/(kg•h)。此外,还应观察精神状态(有无烦躁不安,有无明显口渴)、皮肤黏膜颜色、血压和心率等,有条件者应监测肺动脉压、CVP和心输出量,随时调整输液的量和成分。

(二)烧伤创面的护理

1.包扎创面的护理

(1)创面经清创处理后,先敷几层药液纱布,其上再覆盖2~3 cm吸水性强的纱垫,包扎范围大于创面边缘,而后用绷带由远至近均匀加压包扎,不宜过紧,注意尽量暴露指(趾)末端,以观察血液循环,注意有无发凉、麻木、发绀、肿胀等情况。

(2)四肢、关节等部位包扎固定时应保持功能位,防止挛缩。注意指(趾)间应用油质敷料隔开,防止形成指(趾)粘连、畸形。

(3)勤翻身并经常改变受压部位,以防创面长期受压延迟愈合。经常查看敷料松紧程度,有无渗出,如有渗出应及时更换,因为敷料浸湿易引起感染。烧伤早期创面渗液较多,包扎敷料应相对厚些,待渗出少时,敷料再相对薄些。

(4)勤察看包扎部位有无红肿、发热、异味,肢端有无麻木、发绀、发凉等,如发现异常,应立即打开敷料,寻找原因。

(5)包扎后,肢体应抬高减轻局部肿胀,或以免水肿。

2.暴露创面的护理

(1)病房应温暖、干燥、清洁舒适,室温28~32 ℃,湿度18%~28%,注意保暖。

(2)定时翻身,一般每2小时1次,尽量减少创面受压时间。若出现痂下感染,立即去痂引流。每天查看痂壳,保持其干燥、完整。接触创面处的床单、纱布、纱垫均应无菌,进行护理活动接触创面时应戴无菌手套。

(3)局部可使用电热吹风或烤灯,温度为35~40 ℃。

(4)经常变换体位使创面充分暴露。为使腋窝会阴处创面暴露,患者体位应尽量呈"大"字形。做好会阴护理,严防大小便污染创面。

(5)创面在关节部位,应避免过度活动,防止结痂破裂出血而易引起感染。注意无菌操作,保持创面周围正常皮肤清洁。

3.创面外用药使用后的护理

(1)注意患者疼痛情况及创面有无皮疹出现,如有不良反应,应观察是否为药物过敏所致,立即停止该药,对症处理。

(2)监测白细胞计数和肝、肾功能情况。

(3)使用磺胺米隆时,为尽早发现代谢性酸中毒,应监测动脉血气分析。

4.术后创面的护理

(1)敷料应保持清洁干燥。观察敷料外有无渗血或渗血范围有无扩大,及时报告医师,立即拆开敷料检查创面,给予止血措施。

(2)四肢植皮后,不能在手术肢体扎止血带,以免皮下血肿而使植皮失败。肢体应抬高,注意观察末梢血液灌注情况;头、面、颈、胸部植皮包扎后,应注意保持呼吸道通畅;下腹部植皮后,应注意观察并询问患者排尿情况,防止患者因疼痛不敢排尿而引起尿潴留,必要时留置导尿管;术后 3 天,打开敷料,注意无菌操作,检查植皮情况,同时更换敷料,若发现问题及时处理;翻身时应使患者手术区域固定,以免因患者移动导致皮片移位,造成植皮失败;臀部、会阴部、双股部植皮手术后,应留置导尿管并保持通畅,以免尿湿敷料,引发感染,导致植皮失败。

(三)特殊部位烧伤的护理

1.吸入性损伤

(1)予以吸氧,注意雾化、湿化。通过雾化可以进行气道内药物治疗,以解痉、缓解水肿、防治感染、促进痰液排出等。湿化可以防止气管、支气管黏膜干燥受损,并有利于增强纤毛活动力,防止痰液干涸结痂,对预防肺不张和减轻肺部感染意义重大。

(2)头、面、颈部水肿的患者,应抬高床头,减轻水肿,同时可酌情去枕,保持呼吸道通畅。为避免枕后及耳郭等烧伤部位长期受压,可枕有孔环形海绵或环形充气小橡胶圈。

(3)严密观察呼吸情况,备好气管插管或气管切开包等用物于床旁。若有呼吸道梗阻情况,及时行气管插管或气管切开。

(4)鼓励患者深呼吸并自主咳痰。掌握正确的吸痰技术,按需吸痰,及时清除口、鼻腔和气道分泌物。动作轻柔,以防呼吸道损伤。

(5)有颈、胸腹环形焦痂者,可使胸廓及膈肌运动范围受限,从而影响呼吸或加重呼吸困难。因此,应及时行焦痂切开减压术,对改善呼吸功能、预防脑部缺氧有重要意义。

2.会阴部烧伤护理

(1)保持会阴部创面的清洁干燥。因创面不便于包扎,容易被大小便污染,所以要彻底暴露创面或加用烤灯等,促进创面干燥结痂。每次便后会阴部应用0.9%氯化钠溶液或 1%苯扎溴铵冲洗干净,然后用纱布拭干。一般临床上,会阴部烧伤患者都会留置导尿,应做好尿管护理。

(2)保持患者双腿外展位,有利于保持创面干燥,避免感染。有外生殖器烧伤时,女性患者注意分开阴唇,且保持清洁,防止粘连及愈合后阴道闭锁。男性患者烧伤早期阴茎及阴囊水肿明显,可用50%硫酸镁每天湿敷,并用纱布将阴茎与阴囊隔开,防止粘连畸形。伴有臀部烧伤时,注意预防臀沟两侧的皮肤粘连愈合。

(3)若为小儿会阴部烧伤,其自制力差,多动,较难很好地给予配合,而使创面极易摩擦受损,可将患儿固定在人字架上。若同时伴有臀部烧伤,应间隔4小时翻身1次。

(4)由于人们对性的敏感、含蓄,通常不愿在公共场合谈及性的话题,更别说将自己的会阴部暴露人前。住院期间,除婴幼患儿以外,几乎所有患者都对此部位非常敏感。在其治疗期间,因医师查房、护士护理、亲友探视等活动,使得患者的隐私部位经常被谈论、暴露,加之患者对性及生育功能的担心,如果工作过程中言行不当,极易引起不必要的麻烦,甚至容易因隐私问题引起医疗纠纷。所以,在整个护理过程中,语言及形体语言一定要适当有度,护士必须尽可能含蓄地与患者交流,特别是对异性患者,不要因职业原因而采取很直接的术语,避免引起尴尬或误会,引发患者抵触情绪。以"感觉怎么样"等双方都明白的语言询问交流,含蓄且带有关切之意。会阴部烧伤后会因肿胀等原因使其外观异于正常,患者会对周围一切都很敏感,护士应多以微笑示意,以避免因面部表情等形体语言使患者心理紧张敏感。

(四)营养支持护理

烧伤患者呈高代谢状态,应补充足够的热量、蛋白质和维生素。根据患者饮食习惯,合理安排饮食。除休克患者外尽量鼓励患者经口进食。对进食困难或昏迷患者可给予管饲饮食必要时通过静脉补充营养,提高机体的抵抗力。

(五)心理护理

大面积烧伤患者常常会无法面对自己的病情,需要较长时间的认知和适应,尤其是颜面部与身体暴露部位的烧伤,患者思想压力大,时常灰心绝望,针对患者不同时期心理的特点,给予及时的解释与安慰,使患者树立战胜疾病的信心。医务人员应在积极抢救患者的同时,及时做好患者的心理护理。要经常开导患者,与之谈心,分散其注意力,缓解患者对疼痛的敏感,以纠正患者的不良情绪。患者进入康复期后,医务人员要和家属一同做好细致的解释劝导工作,使患者接受现实,敢于面对。同时可以讲述一些恢复好的典型病例,让患者看到希望,树立信心,积极配合治疗。

(六)健康教育

烧伤患者的康复治疗和功能锻炼至关重要,可促进机体恢复,减少或避免并发症,有效防止瘢痕挛缩、关节功能丧失。早期锻炼一般于烧伤后 48 小时病情稳定时便可开始。对于植皮术后的患者应暂停运动,一周后恢复运动。有肌腱和关节裸露的部位应制动,以免造成进行性损伤。要明确锻炼进度和要求,主动和被动运动相结合的同时以主动运动为主。烧伤患者开始进行功能锻炼时会伴有不同程度的疼痛,所以运动量要适当,循序渐进,肢体关节的活动范围要由小到大、缓慢进行,被动运动时手法要柔和,避免强制性运动,可以请专业康复治疗师进行。要使患者清楚地认识到功能锻炼的作用和重要性,以取得他们主动配合,使功能训练得以顺利进行。利用有效的沟通和指导教育,帮助患者获取必需的知识,做好出院后的自我护理,避免并发症。

第六节 多器官功能障碍综合征

多器官功能障碍综合征(multiple organ dysfunction syndrome,MODS)是严重创伤、休克、感染、外科大手术及缺血或再灌注等急性损伤 24 小时后,同时或序贯出现 2 个或 2 个以上系统或器官功能障碍或衰竭,即急性损伤致患者多个器官功能改变而不能维持内环境稳定的临床综合征。患者在发生 MODS 前,大多数器官功能良好;发生 MODS 后,如治愈存活,其器官功能大多可恢复正常。慢性疾病终末期出现的器官功能衰竭,或在病因学中由于存在并不相干的疾病所同时发生的器官功能衰竭,虽也涉及多个器官,但这些都不属于 MODS 的范畴,如肺源性心脏病、肺性脑病等。

MODS 多具有以下特征:①发生功能障碍的器官往往是直接损伤器官的远隔器官。②从原发损伤到发生器官功能障碍在时间上有一定的间隔。③高排低阻的高动力状态是心血管系统的特征。④高氧输送和氧利用障碍及内脏器官缺血缺氧,使氧供需矛盾尖锐。⑤持续高代谢状态和能源利用障碍。MODS 强调了该综合征的连续性和动态变化特点,强调了早期发现、早期防治的重要性。而传统的多器官功能衰竭是 MODS 继续发展的严重终末期结果。当患者诊为多器官功能衰竭时,器官功能已到晚期。

一、病因

(一)严重创伤、烧伤和大手术后

MODS 最早发现于大手术后,严重创伤、烧伤及大手术后患者,在有无感染的情况下均可发生 MODS,常引起肺、心、肾、肝、消化道和造血系统等脏器功能的衰竭。

(二)脓毒症及严重感染

脓毒症是 MODS 的主要原因之一,据报道 $60\%\sim75\%$ 的 MODS 与感染有关,而其中革兰阴性杆菌占大多数。脓毒症时菌群紊乱、细菌移位及局部感染病灶是产生 MODS 的主要原因之一。临床上以腹腔脓肿、急性坏死性胰腺炎、化脓性胆管炎、绞窄性肠梗阻等更易导致肺、肝、肾及胃肠道等脏器功能的衰竭。

(三)休克

各脏器常因血流不足而呈低灌流状态,组织缺血、缺氧导致损害各器官的功能,尤其是创伤大出血和严重感染引起的休克更易发生 MODS。目前创伤或休克后器官缺血和再灌注损伤在 MODS 发病中的作用是研究的热点之一。

(四)诊疗失误

大量输液、输血及药物使用不当,大量输液容易引起急性左心衰竭、肺间质水肿;大量输血后微小凝集块可导致肺功能障碍,凝血因子的缺乏能造成出血倾向;去甲肾上腺素等血管收缩药物的大剂量使用,加重了微循环障碍;长期大量使用抗生素也能引起肝、肾功能损害,菌群紊乱;大剂量激素的应用易造成免疫抑制、应激性溃疡出血、继发感染等不良反应。另外,对病情判断错误,特别是一些器械损伤,如内镜检查导致穿孔并发症;高浓度吸氧致使肺泡表面活性物质破坏、肺血管内皮细胞损害;在呼吸机使用时呼气终末正压等使用不当造成心肺功能障碍;血液透析和床旁超滤吸附中可造成不均衡综合征,引起血小板减少和出血。

(五)毒物和中毒

急性化学性中毒通常通过呼吸道侵入人体内,急性期时可出现全身炎症反应综合征和急性呼吸窘迫综合征,主要表现在肺功能衰竭,最终出现其他器官的损伤而导致 MODS。

二、临床表现

(一)心血管系统

炎症介质或细胞因子对循环系统均有损害作用,表现为血流动力学指标异常,一般在 MODS 早期为"高排低阻",即高心输出量、低射血分数、低血管阻力。这种高动力学血液循环特点使血流分布异常,常导致组织细胞氧供降低,细胞缺氧状态。MODS 晚期则表现为"低排高阻",循环处于完全衰竭状态,细胞严重缺氧,甚至发生变性、坏死。

(二)代谢率增加

在 MODS 病因作用下,机体为让细胞安全渡过应激状态、保护细胞代谢功能,需要向细胞补充营养底物,这时便会出现分解代谢增强,机体内蛋白质、糖原和脂肪分解产生氨基酸、葡萄糖和脂肪酸。但此时,由于炎症反应而产生的大量氢化可的松、儿茶酚胺、胰高血糖激素等分解激素,可抑制细胞获取、转化、代谢体内分解的营养底物,于是出现矛盾现象。分解代谢增强时,血中被分解的营养底物浓度升高,但细胞利用这些营养底物的机制受到抑制,临床上出现营养不良症状,最典型的表现为胰岛素抵抗现象。

(三)细胞缺氧

由于血液循环异常、血流再分布、心功能损害、细胞摄氧和氧利用障碍、营养代谢异常等因素造成细胞的氧供和氧耗的不匹配现象,出现氧供低于氧耗(氧耗病理性依赖氧供的线性关系)。临床表现为顽固性代谢性酸中毒,特别是乳酸酸中毒。

(四)实验室指标异常

临床缺乏诊断 MODS 的特异性实验室检查手段,但某些指标异常可提示 MODS 的发生。多种原因可导致 MODS 患者合并酸碱平衡失调。虽然,急性肾功能不全或高乳酸血症常伴有阴离子间隙增宽,但包括三羧酸循环的中间代谢产物在内的其他非确定阴离子水平的升高也是 MODS 患者阴离子间隙增宽的主要原因。

MODS 的临床表现复杂,个体差异大,主要取决于器官受累的范围及损伤是一次打击还是多次打击。一般 MODS 病程为 14~21 天。不同的原发病有不同临床表现及远位脏器功能衰竭的表现,可以有或没有休克过程。临床常表现炎症反应,但不一定查得到细菌,脏器衰竭来势凶猛,变化快,不同于慢性病的脏器衰竭发生有一定可预测性。原发病不同,但有相似的多脏器表现和结局,病死率高。可有休克、心率快、呼吸困难、低氧、肺水肿、肺部感染、血清酶高、烦躁、嗜睡、昏迷、胃肠道出血、水肿、血糖不稳、发热、高凝或出血倾向等,且对治疗反应差,患者可能死于 MODS 的任一阶段。

三、治疗

(一)原发病的治疗

积极治疗引发 MODS 的原发病是防治 MODS 的基础性救治措施。引发 MODS 的原发病及其处理主要:①原发性创伤的处理,如早期清创、止血、引流、固定、缝合等。②各种类型休克的处理,如创伤失血性休克强调早期液体复苏,心源性休克则强调心肌保护药物、正性肌力药物、血管活性药物的合理使用,同时适当限制液体。③心搏呼吸骤停的处理,要强调在进行早期规范心肺复苏的同时,注意引起心搏呼吸骤停原因的处理。④急性中毒的处理,重点是终止毒物吸收、已吸收毒物的排除和解毒药物的应用。⑤脓毒症的防治,创伤、大手术、休克、心肺复苏后等患者在进行病因治疗的同时酌情选用抗生素预防感染。

(二)诱因治疗

(1)预防性应用抗生素或针对性应用高效、广谱抗生素控制严重的全身感染。

(2)及时、彻底处理感染病灶:坏死组织的彻底清创、腹腔脓肿的早期引流、梗阻性化脓性胆管炎的及时手术等均是控制外科感染的重要原则。

(3)尽早纠正休克,要尽快改善微循环,防止缺血-再灌注损伤。

(4)及时纠正水电解质紊乱及酸碱失衡。

(5)尽早开始有效的营养治疗。

(6)消除炎性介质的作用,从理论上看,使用炎性介质的阻滞剂与拮抗剂可中断 MODS 发病的链环。但目前各种介质的特异性抗体或拮抗剂如内毒素抗体、白细胞介素-1 受体拮抗剂等多数都处在试验研究阶段,疗效尚不确切。

(三)脏器支持治疗

1.防治急性呼吸窘迫综合征

(1)维持呼吸道通畅,及时清除气道分泌物,必要时行气管插管或气管切开。

(2)监测血气,及时纠正低氧血症。当吸入空气动脉 $PO_2 < 9.3$ kPa (70 mmHg),或低氧血症进行性加重而不能靠单纯增加吸入氧浓度加以纠正时,

应早期用机械辅助通气。呼气末正压是目前临床最常用的通气方法,早期使用可预防肺泡萎缩,提高功能残气量,增加肺泡血量,减少肺内分泌,改善血氧浓度呼气末正压治疗中,应监测吸入氧浓度、血流动力学及血气分析指标,防止气胸、心输出量减少、颅内压增高及氧中毒等并发症的发生。

（3）对不伴有严重感染或败血症者,可应用糖皮质激素,原则为尽早、大剂量、短疗程。

2.防治急性肾衰竭

（1）出现少尿时,应针对肾前性因素进行纠治:①在 CVP 的监测下做补液试验,进而纠正血容量不足。在 $30\sim60$ 分钟内补液 $500\sim1\ 000$ mL,若尿量增加至 30 mL/h 以上,而 CVP 仍 <0.6 kPa（6 cmH_2O）,提示血容量不足,应继续补液。②早期使用大剂量呋塞米或依他尼酸钠,与多巴胺联合应用可能效果更好。③适当应用血管活性药物,如酚妥拉明、多巴胺,以及扩容剂甘露醇等。

（2）进入少尿期后,治疗的关键则在于纠治高血容量、代谢性酸中毒、高钾血症、氮质血症,防止感染并发症的发生。早期透析对纠正水电解质、酸碱平衡紊乱,减轻心、肺等器官的负担,防止感染和消化道出血等并发症极具价值,并能简化治疗。透析的指征:在确定急性诊断 2 天内,凡属高分解代谢型（血尿素氮每天升高值 >8.9 mmol/L）,应立即进行透析。值得注意的是,在 MODS 发生急性肾衰竭病例中,有不少是因认识不足、诊断延缓或掌握透析指征偏严而引起肾外器官次第受累。

3.防治肝功能不全

治疗原则为采用综合疗法,加强支持治疗,抑制肝细胞坏死和促进肝细胞再生,密切监护,及早防治肝性脑病和凝血功能障碍等出血性并发症。重症病例可考虑血浆置换疗法。

4.消化道出血的防治

（1）预防措施:①常规应用 H_2 受体拮抗药;胃肠减压抽空胃液和反流的胆汁,必要时应用抗酸药物以中和胃酸,使胃腔内 pH 维持在 4.0 以上。②慎用可以诱发急性胃黏膜病变的药物,如阿司匹林、肾上腺皮质激素等。③应用大剂量的维生素 A。④生长抑制激素的应用。⑤全肠外营养治疗或肠内营养治疗。

（2）出血治疗:①输新鲜血。②持续胃肠吸引。③给抗酸药物、H_2 受体拮抗药。④止血药。⑤用冰盐水洗胃有较好的止血作用。⑥有条件时,可采用选择性动脉插管（胃左动脉、肠系膜上动脉）行神经垂体升压素灌注疗法。⑦如经过积极非手术治疗后出血仍不能止住和/或并有消化道穿孔,应迅速采用手术疗法。

5.防治 DIC

(1)诊断要点。①突然发生的多部位自发性出血:常为皮肤黏膜出血,伤口及注射部位渗血,严重者可有肺、胃肠系统、泌尿系统等内脏出血,甚至颅脑出血;②微血管栓塞:表现为指(趾)、鼻颊及耳部发绀;③微循环障碍:发病短期内出现低血压、休克,不易用原发病解释;④实验室检查:血小板$<100\times10^9$/L 或进行性下降;血浆纤维蛋白原含量<1.5 g/L 或进行性下降;鱼精蛋白副凝固试验阳性或血浆纤维蛋白原降解产物>20 mg/L;凝血酶原时间缩短或延长 3 秒以上,或者呈动态变化。

(2)治疗:①消除诱因、治疗原发病,如积极有效地控制感染,抗休克,纠正水电解质紊乱及酸碱失衡等。②对无明显出血倾向者应及早使用肝素治疗:肝素钠一般剂量为 $62.5\sim125.0$ U/kg,静脉滴注,$20\sim60$ 分钟滴完,每 6 小时 1 次,以活化部分凝血活酶时间延长 $1.5\sim2$ 倍为度,若活化部分凝血活酶时间>100 秒,出血症状加重则应减量或停用,严重时给予硫酸鱼精蛋白对抗,每1 mg鱼精蛋白能对抗 1 mg 肝素。采用小剂量肝素治疗(成人每天用量 $600\sim1\,200$ U,加入葡萄糖溶液、血浆或右旋糖酐-40 内静脉滴注,或首次 3 125 U,以后每 $4\sim6$ 小时750 U)则较安全,无需实验室监测。停药应注意逐渐减量,不可骤停。③抗血小板药物:用于轻型 DIC 或疑诊 DIC 而未肯定或处于高凝状态的患者。常用双嘧达莫 $200\sim400$ mg/d,分 3 次口服,阿司匹林 $1.2\sim1.5$ g/d,分3 次口服,后者多用于亚急性或慢性 DIC,二者合用有协同作用。另外,亦可合用右旋糖酐-40 500 mL/d 静脉滴注。④抗纤溶药物:有继发纤溶时要在足量肝素的基础上应用。常用药物有氨基己酸、氨甲苯酸、氨甲环酸等。⑤在肝素治疗的同时,可根据病情输新鲜全血、新鲜血浆、纤维蛋白原或浓缩血小板等以补充血小板和凝血因子。

(四)营养治疗

应激状态下,神经内分泌系统发生一系列反应,导致高合成代谢和高分解代谢、高血糖及胰岛素阻抗,其能量消耗可达基础能量消耗的 $1.1\sim2.0$ 倍。近代的"代谢支持"概念,避免了"静脉高营养"误区,使应激状态下患者的营养治疗更为合理、准确。人们认识到,重症患者的营养治疗并不仅是营养素的补充,而是保护器官的结构与功能。推进各种代谢通路、维护组织与细胞代谢的根本措施,也是防止 MODS 发生与进展的重要手段。

(1)根据应激的严重程度提供相对足够的热量。如果热量不足会加重机体"自身相食",热量过多也会加重机体代谢紊乱。

(2)总热量在 7 536.2～10 467.1 kJ 选择。

(3)降低葡萄糖的输入和负荷,以免产生或加重高血糖,葡萄糖≤500～600 g/d。

(4)在非蛋白热量中,提高脂/糖比值,可以使脂肪供能达到总非蛋白热量的50%～70%。

(5)提高蛋白质的摄入[2.0～3.0 g/(kg·d)]或氨基酸的输入量。热量与氮量的比以(100～150)∶1 为佳。

(6)病情允许时,尽量采用肠内营养途径。

四、护理措施

(一)一般护理

(1)将患者安置在抢救病房,实行 24 小时专人护理。

(2)应严格执行各项无菌操作规程,对患者分泌物及排泄物进行必要的消毒处理,以免发生继发性感染。

(3)饮食护理:患者处于高分解代谢状态,应保证患者足够的能量摄入,从而增强患者抵抗疾病的能力。

(4)加强基础护理,预防各种并发症。

(5)心理支持:态度和蔼,尽可能多地同清醒患者交谈,掌握患者的心理需求,建立良好的护患关系;以娴熟的操作技术和高度的责任心取得患者信任;鼓励患者在恢复期做力所能及的事情,以逐渐消除其依赖心理;稳定家属情绪,鼓励患者树立康复的信心。

(6)安全护理:预防坠床和非计划性拔管的发生。

(二)病情观察

1.体温

MODS 多伴有各种感染,一般情况下血温、肛温、皮温间各差 0.5～1.0 ℃,当严重感染合并脓毒血症休克时,血温可高达 40 ℃以上,而皮温可低于 35 ℃以下,提示病情十分严重,常是危急或临终表现。

2.脉搏

了解脉搏快慢、强弱、规则与否和血管充盈及弹性,这些指标常反映血容量、心脏、血管功能状态,注意交替脉、短绌脉、奇脉等表现,尤其要重视细速和缓慢脉象,当其出现时提示心血管衰竭。

3.呼吸

注意快慢、深浅、规则与否等,观察是否伴有发绀、哮鸣音、三凹征、强迫体位及胸腹式呼吸变化等,观察有无深大库氏呼吸、深浅快慢变化的陈施呼吸、周期性呼吸暂停的毕奥呼吸、胸或腹壁出现矛盾活动的反常呼吸,以及点头呼吸等,这些均属垂危征象。

4.血压

在 MODS 中不但应了解收缩压,亦要注意舒张压和脉压,其反映血液的微血管冲击力。重视在测血压时听声音的强弱,此亦反映心脏与血管功能状况。

5.意识

在 MODS 中脑受损可出现嗜睡、蒙眬、谵妄、昏迷等,观察瞳孔大小、对光反射和睫毛反射。注意识别中枢性与其他原因所造成的征象。

6.尿

注意尿量、色、质量、密度、酸碱度和血尿素氮、肌酐的变化,警惕非少尿性肾衰竭。

7.皮肤

注意皮肤颜色、湿度、弹性、皮疹、出血点、瘀斑等,观察有无缺氧、脱水、过敏、DIC 等现象。加强皮肤护理,防治压疮发生。

(三)对症护理

1.呼吸系统的护理

(1)保持呼吸道通畅,保证有效供氧。注意观察患者有无呼吸困难、发绀、呼吸节律改变、血氧饱和度改变及听诊双肺呼吸音等。须通过气管插管或气管切开等建立人工气道的患者,做好呼吸道的护理。

(2)对使用呼吸机的患者,进行呼吸机力学监测,通过观察气道压力,了解肺顺应性变化;以血气分析结果、X 线检查及血流动力学指标为依据调整通气模式及呼吸机参数;注意温湿化呼吸道,湿化温度保持在 32～35 ℃为宜;密切观察有无人机对抗,气管插管固定是否牢固,呼吸机有无报警,患者的通气效果如何;及时清除呼吸道分泌物。

(3)注意防止医源性感染,加强对吸痰管、氧气导管、湿化瓶、雾化吸入器等的消毒,严格执行无菌操作规程,避免操作不当或失误而引起 MODS。

2.循环系统的护理

应严密监测 MODS 患者的循环功能,出现心功能不全时应采取积极措施以保证各器官的有效灌注量和耗氧量。

(1)密切观察患者的心率、血压和心电图的变化,熟练掌握各种心律失常的抢救护理原则及扩张冠状动脉药物、正性肌力药物、抗心律失常药物和血管活性药物的有关知识,及时准确按医嘱调整心率、保护心肌、纠正血压,使血压维持在较理想的水平。

(2)尽量避免兴奋、情绪激动、用力排便等增加心脏负担的因素,做好安抚、解释工作,消除恐惧心理,注意保持大便通畅,如有便秘,可使用开塞露或遵医嘱给予缓泻剂。

(3)密切观察患者心脏节律的变化,注意尿量、血压、CVP 及周围血管充盈程度的变化,确定输液量和输注速度,晶体与胶体、葡萄糖液与盐水的科学分配,血管活性药物的合理搭配,在扩容的基础上联合使用多巴胺、多巴酚丁胺、酚妥拉明、硝酸甘油、硝酸异山梨酯或硝普钠,对血压过低患者加用间羟胺,维持正常动脉压尤其是脉压差和组织灌注压。

3.泌尿系统的护理

肾功能障碍常继发于肺功能衰竭之后或与肺功能障碍同时发生,护理重点如下。

(1)严密观察尿量、血钾及肾功能的各项指标。

(2)减少使用肾脏损害的药物,必须使用甘露醇时,应注意用药后尿的改变。如出现尿量减少或血尿,又无其他原因可解释,可考虑为甘露醇导致的肾损害早期,应立即停药。

(3)肾衰竭少尿期严格控制输液量,必要时予血液透析;多尿期应密切观察血压、尿量、电解质、血肌酐、尿素氮等指标的变化,注意水电解质平衡。

4.中枢神经系统的护理

(1)生命体征的监测:主要观察血压、心率、呼吸、瞳孔、角膜反射及意识状态等。特别要注意观察双侧瞳孔的大小形态及对光反射,以及进行 GCS 评分等。

(2)加强颅内压监护,防止颅内压增高,避免脑疝形成。

(3)纠正长期和严重低血压、改善脑血流量、保证氧供、降低颅内压和脑的代谢率是减轻脑神经元损害、维护脑功能的有力措施。

5.消化系统的护理

原有胃肠道疾病患者避免服用刺激性药物或生冷、过热、粗硬的食物,如出现应激性溃疡,要密切观察出血量,血流动力学指标的变化,必要时胃管内注入保护胃黏膜的药物,如出血不能控制或发生穿孔时,须外科手术治疗。

(四)营养和代谢支持

患者从严重创伤、大手术或感染发展到 MODS,经历了高分解代谢阶段,氧耗和能量消耗增加,由于在应激状态下体内环境的改变,糖原、蛋白质分解加速,糖异生增强,因此营养和代谢支持是重要的治疗手段。应根据病情选择营养途径和营养方案,胃肠道功能正常的患者选择经口摄食或鼻饲摄食,静脉营养可作为胃肠营养不良的补充,当胃肠道完全需要禁食时,可考虑全胃肠外营养。长期静脉营养者,要注意导管护理。

(五)健康教育

(1)告知患者保持必要的休息与运动,同时,向患者介绍卧床休息的重要性,根据病情变化指导患者适度活动。

(2)指导患者进食清淡、易消化、富含营养及纤维素的饮食,有糖尿病者给予糖尿病饮食,改变不良饮食习惯,戒烟酒。

(3)用药护理告知患者及其家属药物的作用、不良反应及应用注意事项,嘱患者严格按医嘱用药,不可擅自停药或换药,以免引发严重不良后果。

(4)对患者提出的问题要给予明确和有效的信息,建立良好的护患关系。

(5)指导患者远离各种诱发因素,避免着凉,预防各种感染,做到早发现、早治疗。

(6)告知患者及其家属定期到医院复诊,出现新症状或原有症状加重,应及时就诊。

参考文献

[1] 朱晓萍,曾莉.急危重症护理常规与技术规范[M].上海:同济大学出版社,2022.

[2] 蔡学联.成人重症护理专科实践[M].北京:人民卫生出版社,2020.

[3] 李茜,应碧荷,万晓燕.急危重症护理学[M].上海:同济大学出版社,2019.

[4] 邵小平,黄海燕,胡三莲.实用危重症护理学[M].上海:上海科学技术出版社,2021.

[5] 高祀龙.实用重症护理思维[M].北京:科学技术文献出版社,2020.

[6] 钟清玲,许虹.急危重症护理学[M].北京:人民卫生出版社,2019.

[7] 李乐彩.急危重症护理学[M].长春:吉林科学技术出版社,2018.

[8] 董桂银,卢唤鸽.临床常见急危重症护理研究[M].北京:中国纺织出版社,2021.

[9] 尹爱菊.临床常见急危重症护理实践[M].长春:吉林科学技术出版社,2019.

[10] 刘理,周宏珍,唐四元.急重症护理学[M].长沙:中南大学出版社,2020.

[11] 冯树芹.急危重症护理学[M].长春:吉林科学技术出版社,2018.

[12] 盖玉彪.实用危重症护理[M].北京:科学技术文献出版社,2020.

[13] 王印华.现代急危重症监护与治疗[M].长春:吉林科学技术出版社,2019.

[14] 卜秀丽.临床护理学[M].北京:科学技术文献出版社,2020.

[15] 顾怀金.现代临床急危重症监护治疗学[M].上海:同济大学出版社,2019.

[16] 阎辉.临床急重症救治与护理[M].成都:四川科学技术出版社,2020.

[17] 姬广敬.急危重症护理学[M].天津:天津科学技术出版社,2018.

[18] 张娥.现代护理学实训[M].北京:科学技术文献出版社,2020.

[19] 江智霞,庞旭峰.急危重症护理学[M].北京:科学技术文献出版社,2018.

[20] 吴孟凌.急重症护理学[M].北京:中国科学技术出版社,2019.

[21] 段美丽.实用护理学[M].上海:上海交通大学出版社,2018.

[22] 琚新梅.危重症护理学[M].长沙:中南大学出版社,2019.

[23] 吕建农.重症医学[M].南京:东南大学出版社,2021.

[24] 苗凤英.急危重症护理学[M].长春:吉林科学技术出版社,2019.

[25] 王明波.急救护理学[M].江苏:凤凰科学技术出版社,2018.

[26] 张华,李雪玲,赵文婷.急危重症护理学[M].长沙:湖南科学技术出版社,2019.

[27] 白静.重症医学监护与应用[M].南昌:江西科学技术出版社,2021.

[28] 冀霞,杨胜军,彭宁.呼吸与危重症医学[M].西安:世界图书出版公司,2022.

[29] 丁艳.实用重症护理学[M].天津:天津科学技术出版社,2019.

[30] 周秀荣.急危重症患者护理常规[M].长春:吉林科学技术出版社,2019.

[31] 陈玉娟.新编急救护理学[M].西安:西安交通大学出版社,2018.

[32] 徐凤玲.危重症护理技术操作规范[M].合肥:中国科学技术大学出版社,2019.

[33] 王新花,张力,李金霞,等.临床危重症诊治与监护[M].北京:科学技术文献出版社,2018.

[34] 王婧,唐强,杨留艳.急危重症护理学[M].长春:吉林大学出版社,2019.

[35] 逯萍.现代临床急危重症学[M].上海:上海交通大学出版社,2018.

[36] 兰晓敬.ICU重症护理中控制血糖的临床意义-评《急危重症诊断与处理》[J].世界中医药,2023,18(3):446.

[37] 段俊芳,张艳,许晨丽,等.基于人性关怀理论重症加强护理病房工休座谈会的构建与应用[J].临床医药实践,2022,31(12):950-952.

[38] 许娟,莫蓓蓉,胡玉娜,等.重症监护病房成人患者护理人文关怀专家共识[J].护理学杂志,2022,37(18):1-4.

[39] 马梅林.护理风险管理在神经内科危重症患者护理中的应用[J].内蒙古医学杂志,2022,54(9):1131-1132.

[40] 刘锦秀.重症护理中呼吸机雾化治疗用药[J].世界临床药物,2022,43(7):958.